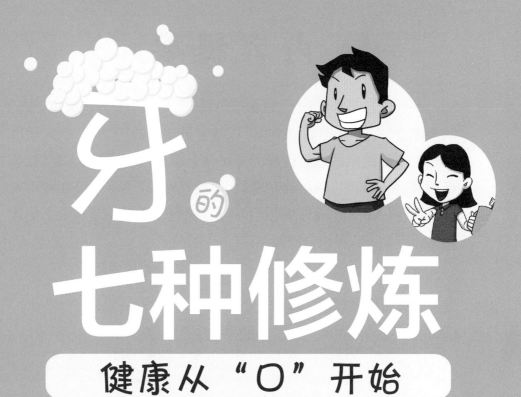

牙的七种修炼

健康从"口"开始

陈 曦 主编

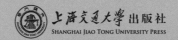

上海交通大学出版社
SHANGHAI JIAO TONG UNIVERSITY PRESS

内容提要

本书在卫生部办公厅 2009 年印发的《中国居民口腔健康指南》的基础上,将其中的 55 条内容,以浅显的语言进行解读,同时辅以漫画和图解的形式进行诠释。全书共七篇,分别为普通人群篇、孕产妇篇、婴幼儿篇、学龄前儿童篇、学龄儿童篇、老年人篇和残疾人篇,对不同人群的口腔健康和牙病防治进行了分类指导。全书形式新颖,直观生动,可供全民阅读。

图书在版编目(CIP)数据

牙的七种修炼 / 陈曦主编 .—上海:上海交通大学出版社,2018
ISBN 978-7-313-16441-4

I.① 牙… II.① 陈… III.① 口腔—保健—图解 IV.① R780.1-64

中国版本图书馆 CIP 数据核字(2017)第 006182 号

牙的七种修炼

主　　编　陈　曦
出版发行　上海交通大学出版社　　　　　　地　　址　上海市番禺路 951 号
邮政编码　200030　　　　　　　　　　　　电　　话　021-64071208
出版人　谈　毅
印　　制　上海锦佳印刷有限公司　　　　　经　　销　全国新华书店
开　　本　710mm×1000mm　1/16　　　　　印　　张　9.5
字　　数　54 千字
版　　次　2018 年 3 月第 1 版　　　　　　　印　　次　2018 年 3 月第 1 次印刷
书　　号　ISBN 978-7-313-16441-4/R
定　　价　58.00 元

编委会名单

主　编　陈　曦

顾　问　冯希平

副主编　詹婧彧　张　羽

编　者（按姓氏笔划排列）

蔡　越　陈抒理　丁琴凤　顾　豪

马　丽　唐　纯　杨　彬　杨雯洁

杨欣谕　于　圊

序

　　口腔健康是一个国家和民族文明程度的标志,健康口腔作为"三个健康"(健康口腔、健康体重、健康骨骼)之一,受到政府和社会的高度重视和关注。

　　科学普及和科技创新是实现创新发展的两翼,要把科学普及放在与科技创新同等重要的位置。加强口腔健康教育,提高全民的口腔保健意识和口腔健康素养,是实现全民口腔健康的重要环节。

　　卓有成效的口腔健康教育需要有生动活泼的教育方式和贴近群众、适合百姓的健康教育教材。

　　基于以上需要,陈曦医师主编了这本《牙的七种修炼——健康从口开始》,针对从婴幼儿到老年人7个阶段全生命周期的口腔特点,把重要的口腔保健专业知识以新颖的可视化表现形式展示出来,图文并茂,通俗易懂,相信定能成为广大读者普遍欢迎的科普好教材,在此谨向读者竭力推荐。

　　实现全民口腔健康的目标任重道远,我们期待更多的口腔健康教育教材问世,期望更多的读者关注口腔健康,为建设口腔强国而努力奋斗。

中华口腔医学会会长　俞光岩

2017.12.8

目录

Contents

普通人群篇

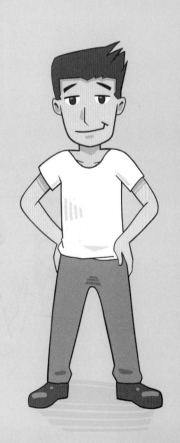

一、 口腔健康是全身健康的基础

口腔示意图

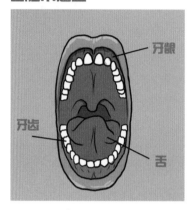

享受美食，摄入营养

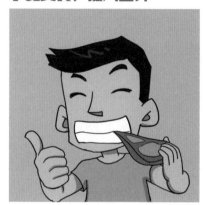

自由交流，表达情感

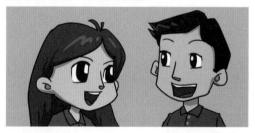

健康面容，从容自信

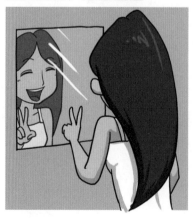

口腔健康关系全身健康

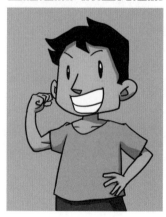

1. 享受美食，摄入健康

口腔作为人体的一个重要组成部分，具有咀嚼食物的重要功能。因此若能拥有健康的口腔，就能更好地享受美食，摄入充分的营养。

2. 自由交流，表达情感

口腔作为一个发音器官，在和他人自由交流、表达情感的过程中发挥着重要作用。

3. 健康面容，从容自信

健康的口腔会使面容健康，也会使人显得更加从容自信。

4. 口腔健康关系全身健康

口腔疾病与许多全身系统性疾病，如糖尿病、急性心肌梗死、慢性冠心病、脑卒中（中风）、新生儿低体重等有着密切的关系。因此，保持口腔健康，不仅仅关乎牙齿健康，更是关系全身健康的大事。

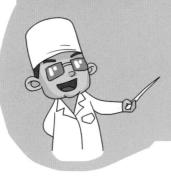

二、
龋病和牙周疾病是危害我国居民口腔健康的两种最常见的疾病

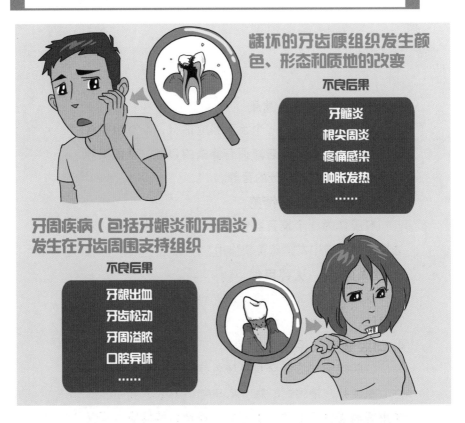

龋坏的牙齿硬组织发生颜色、形态和质地的改变

不良后果

牙髓炎
根尖周炎
疼痛感染
肿胀发热
……

牙周疾病（包括牙龈炎和牙周炎）发生在牙齿周围支持组织

不良后果

牙龈出血
牙齿松动
牙周溢脓
口腔异味
……

龋病和牙周病主要是由牙菌斑引起

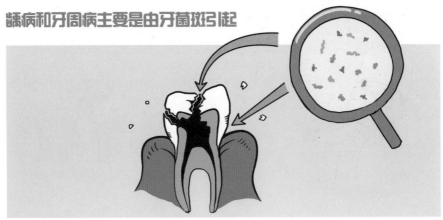

1. 龋坏的牙齿硬组织发生颜色、形态和质地的改变

龋病早期一般没有疼痛不适的感觉，只有在检查时才发现牙面上有黑点或白斑；进一步发展就可形成龋洞，遇酸、甜、冷、热等刺激时会感到疼痛不适；当龋病严重时会引起牙髓炎和根尖周炎，疼痛十分明显；最后牙体破坏变成残根、残冠，甚至导致牙齿丧失。

2. 牙周疾病(包括牙龈炎和牙周炎)发生在牙齿周围支持组织

牙周病早期表现为牙龈红肿、触碰时容易出血，如果得不到及时治疗，会出现牙龈萎缩、牙槽骨吸收、牙周袋形成、牙齿松动与移位，有时还会出现牙周溢脓、口腔异味，最后使牙齿松动脱落或被拔除。

3. 龋病和牙周病主要是由牙菌斑引起的

上述两大口腔疾病主要是由牙菌斑引起，通过自我口腔保健和专业口腔保健清除牙菌斑是维护口腔健康的基础。

三、
早晚刷牙、饭后漱口

牙菌斑是引起龋齿和牙周病的主要原因

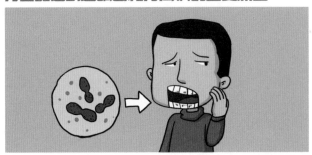

使用牙刷、牙线或牙间刷可去除牙菌斑

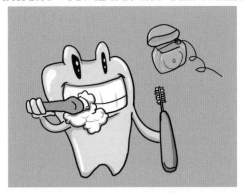

牙菌斑在刷牙后12小时重新形成　提倡早晚刷牙、饭后漱口

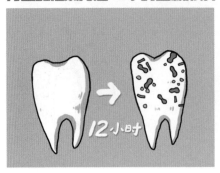
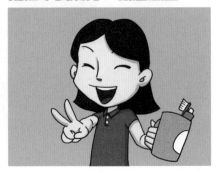

1. 早晚刷牙

在正常情况下，口腔清洁数分钟后口腔内的牙菌斑会开始重新生成。牙菌斑是一种细菌性生物膜，为基质包裹的互相黏附或黏附于牙面或修复体表面的软而未矿化的细菌性群体，不能被水冲去或漱掉。牙菌斑是公认的导致龋病、牙周病等各种口腔疾病的基础。为了控制牙菌斑的生长，提倡使用牙刷、牙线或牙间刷等机械性清洁方法，这些措施对清洁牙齿和维护口腔卫生具有积极的作用。特别是临睡前刷牙更重要，因为夜间入睡后，唾液分泌减少，口腔自洁作用差，细菌更容易生长。因此，每天至少要刷牙两次，晚上睡前刷牙尤为必要。

2. 饭后漱口

饭后漱口，可以去除口腔内的食物残渣，保持口腔清洁，减少牙菌斑的形成。

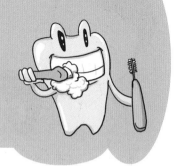

四、
做到一人一刷一口杯

避免交叉感染

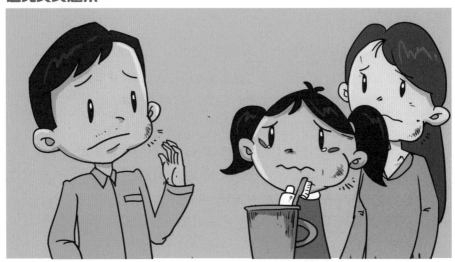

一人一把牙刷一只口杯

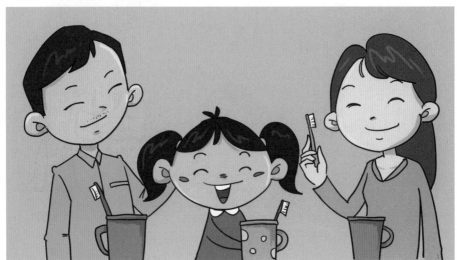

1. 避免交叉感染

有些家庭会有家人共用刷牙杯或者牙刷的情况，这种习惯是不卫生也是不提倡的。因为即使在同一个家庭里，每个人的年龄阶段不同,身体健康状况不一样，口腔健康状况也各不相同，因而有着不同的口腔保健需求。若一家人共用一把牙刷或一个漱口杯，很有可能会引起细菌的相互传播，引起口腔疾病的传播和发生，一人患病会引起全家口腔疾病，即交叉感染。如侵袭性牙周炎或某些传染性疾病均有交叉感染的可能。

2. 一人一把牙刷一只口杯

根据家庭成员的不同情况，选用适合个人需要的牙刷、牙膏和其他口腔保健用品。必须做到一人一把牙刷和一个口杯，每人分开放置，以避免一人患病时引起的交叉感染，从而保护口腔健康。

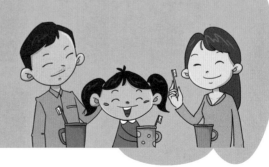

五、
正确选择和使用漱口液

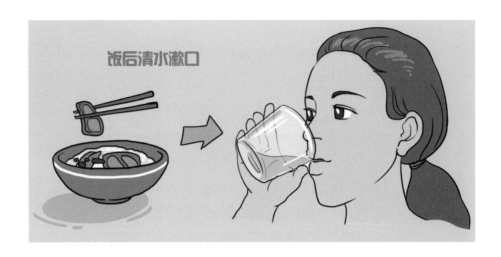

饭后清水漱口

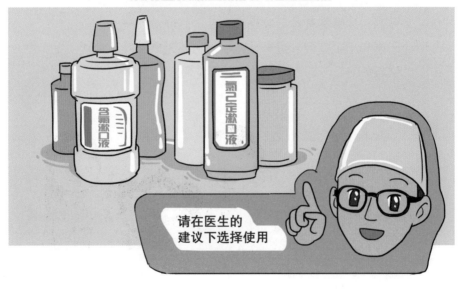

使用含氟漱口液或其他漱口液

含氟漱口液

氯乙定漱口液

请在医生的
建议下选择使用

1. 清水漱口

可清除口腔内的食物残渣、软垢，但其清洁力量微弱，不足以去除牙菌斑。

2. 含氟漱口液

一种通过局部用氟来预防龋病的方法，适合在低氟区、适氟区的学校和家庭中使用。

3. 其他漱口液

氯己定（洗必泰）能杀灭唾液中和吸附到牙面上的细菌，适于牙周病患者使用。此外，市面销售的一些具有活性成分的漱口液，有广谱灭菌作用，适合每天使用。有的漱口液还可在患有口炎、唇炎时含漱，起到预防感染、促进伤口愈合的作用。

但是漱口水不能代替刷牙和牙线对牙齿的清洁作用。

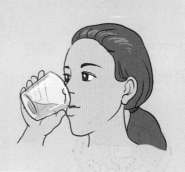

六、
提倡用水平颤动拂刷法刷牙

刷头与牙长轴大约呈45°角，刷毛朝向牙根，部分刷毛进入牙根与牙齿之间的缝隙中。

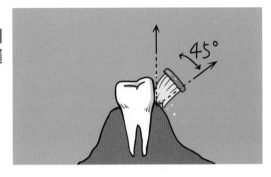

以2~3颗牙为一组开始刷牙，短距离颤动，然后将牙刷向牙冠方向转动，刷牙齿的唇舌面

将牙刷移至下一组2~3颗牙的位置重新放置

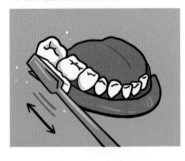
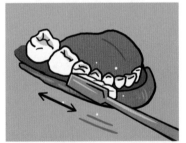

刷上下前牙舌面时，将刷头竖放在牙面上

刷咬合面时，刷毛指向咬合面稍用力作前后短距离来回刷

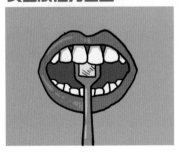
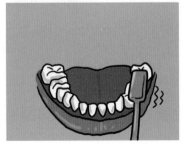

刷牙是控制菌斑的基本方法，目的在于清除牙面和牙间隙的菌斑、软垢和食物残屑。刷牙的方法有很多，在这里详细介绍一种能够有效清除牙颈部和龈沟内牙菌斑的刷牙方法：水平颤动拂刷法，也称为"改良Bass刷牙法"。具体方法如下：

① 先将刷头放置于口腔内一侧的后牙牙颈部，刷头与牙长轴大约呈45°角，刷毛指向牙根方向，轻微加压，使刷毛部分进入牙龈沟内，部分置于牙龈上；

② 以2~3颗牙为一组开始刷牙，短距离水平颤动，在同一个部位至少刷10次，然后将牙刷向牙冠方向转动，刷牙齿的唇（颊）舌（腭）面；

③ 刷完一个部位之后，将牙刷移至下一组（2~3颗牙）的位置重新放置，注意与第一个部位保持有重叠的区域，继续进行下一个部位的刷牙；

④ 刷上前牙舌面时，刷头竖放在牙面上，使前部刷毛接触龈缘，自上而下拂刷。刷下前牙舌面时，自下而上拂刷；

⑤ 刷咬合面时，刷毛指向咬合面，稍用力作前后短距离来回拂刷。

七、
提倡使用保健牙刷，注意及时更换

牙刷头宽窄适当、长短适中

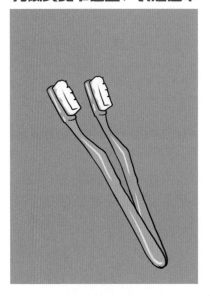

牙刷毛细而软，尖端经过磨圆处理

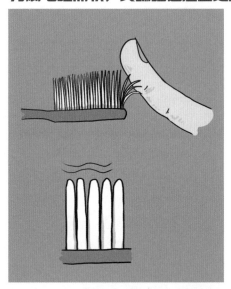

牙刷柄持握舒适

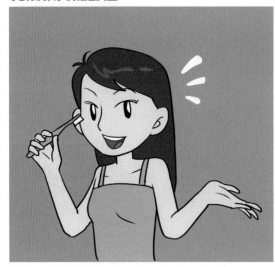

建议3个月更换新牙刷，
不使用倒毛、开花牙刷

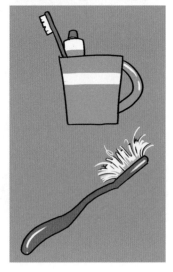

1. 牙刷头宽窄适当，长短适中

首先选择牙刷的刷头面小一些，而且要宽窄适当、长短适中，才可使牙刷头在口内转动灵活，可以刷到所有牙齿的表面。

2. 牙刷毛细软，尖端磨圆

一般牙刷毛都采用优质尼龙丝制作，细而软，尖端圆钝，这样既可进入牙齿的间隙又不会损伤牙龈组织，而且弹性好、吸水性差，可防止细菌积存。

3. 牙刷柄握持舒服

在牙刷柄方面，其形态应便于用手持握。刷柄最好有防滑的橡胶，应当握持舒适，长短适中，并有适当的弹性，以缓冲刷牙时过大的力量。

4. 定期更换牙刷

我们还应做到勤换牙刷，一般应 3 个月左右更换一次。使用倒了毛、开了花的牙刷对牙周健康危害很大，容易损伤牙龈，对口腔卫生的清洁效果也大大降低。

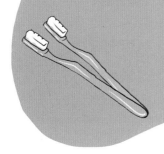

八、
提倡选择牙线或牙间刷辅助清洁牙间隙

牙线使用方法

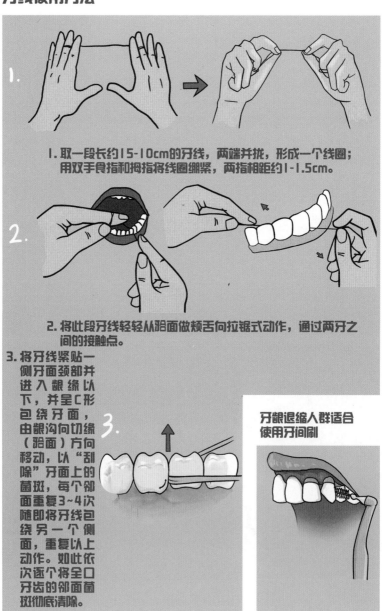

1. 取一段长约15-10cm的牙线，两端并拢，形成一个线圈；用双手食指和拇指将线圈绷紧，两指相距约1-1.5cm。

2. 将此段牙线轻轻从𬌗面做颊舌向拉锯式动作，通过两牙之间的接触点。

3. 将牙线紧贴一侧牙面颈部并进入龈缘以下，并呈C形包绕牙面，由龈沟向切缘（𬌗面）方向移动，以"刮除"牙面上的菌斑，每个邻面重复3~4次随即将牙线包绕另一个侧面，重复以上动作。如此依次逐个将全口牙齿的邻面菌斑彻底清除。

牙龈退缩人群适合使用牙间刷

1. 使用牙线清洁牙间隙

牙线是用来清洁牙齿邻面的工具，对牙刷难以到达的邻面间隙有清洁作用。

牙线的使用方法如下：

① 取一段长 15~20cm 的牙线，两端并拢，形成一个线圈；用双手食指和拇指将线圈绷紧，两指相距 1~1.5cm。

② 将此段牙线轻轻从殆面通过两牙之间的接触点。较紧不易通过时，可做颊舌向拉锯式动作；

③ 将牙线紧贴一侧牙面的颈部，并呈 C 形包绕牙面；

④ 牙线紧贴牙面并进入龈缘以下，由龈沟向切缘（殆面）方向移动，以"刮除"牙面上的菌斑，每个邻面重复拉锯 3~4 次；

⑤ 随即将牙线包绕另一个侧面，重复③、④；此后换一个牙间隙，重复③~⑤。如此依次逐个将全口牙齿的邻面菌斑彻底清除。

2. 牙龈退缩人群适合用牙间刷

牙间刷状似小型的洗瓶刷，适用于牙龈退缩的患者，也可用于根分叉贯通病变的患者，清洁牙间隙效果比较好。但是如果牙龈没有萎缩，使用牙间刷可能会损伤牙龈。

3. 牙间隙的清洁频率

使用牙线或牙间刷清洁牙间隙，应该在每天刷牙后进行，以达到彻底清洁牙齿的目的。

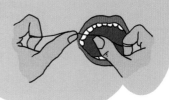

九、
根据口腔健康需要选择牙膏，提倡使用含氟牙膏预防龋病

牙膏的主要作用是清洁牙齿

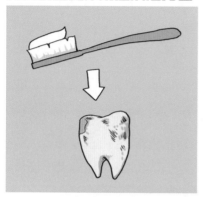

使用含氟牙膏可预防龋齿

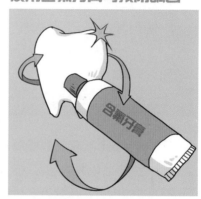

根据自身情况选择合适的功效牙膏

牙齿敏感人群——选择抗过敏牙膏　牙龈炎症人群——选择消龈炎牙膏

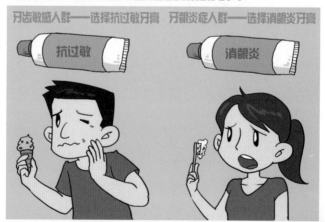

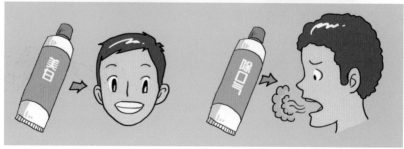

1. 牙膏的作用

牙膏分为普通牙膏和功效牙膏。普通牙膏的基本成分包括：摩擦剂、洁净剂、润湿剂、粘胶剂、防腐剂、甜味剂、芳香剂、色素和水。另外也有根据不同的目的加入一些有保健作用的制剂，主要起到去除菌斑、色素、食物残屑，光洁牙面，清新口气等辅助刷牙的作用。

2. 功效牙膏的选择

在牙膏中加入与之相容的化学成分或中西药成分就形成了功效牙膏，其中应用最为广泛的就是含氟牙膏。含氟牙膏可以降低釉质在酸中的溶解度，促进釉质再矿化，防止龋的发生；如果加入化学合成制剂，如氯己定（洗必泰）、三氯羟苯醚、可溶性焦磷酸盐、柠檬酸钠、氯化锶和硝酸钾等，有防龋、抗过敏、减轻龈炎等辅助作用。每个人可以根据自己不同的需求选用不同类型的功效牙膏。

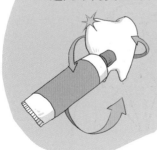

十、
科学用氟有利于牙齿和全身健康

氟可以预防龋病的发生

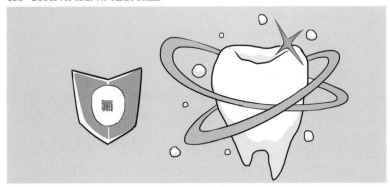

局部应用

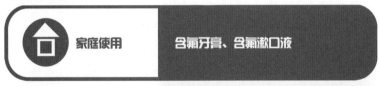

家庭使用　　含氟牙膏、含氟漱口液

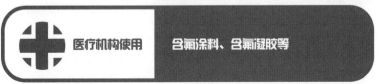

医疗机构使用　　含氟涂料、含氟凝胶等

如有疑问可向医生咨询

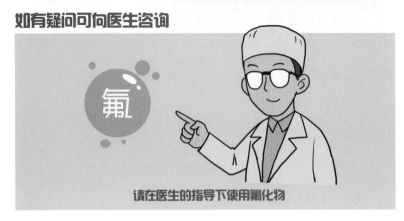

请在医生的指导下使用氟化物

1. 氟可以预防龋病的发生

氟是人体健康所必需的一种微量元素，摄入适量的氟化物可以降低牙齿的溶解度和促进牙齿的再矿化，抑制口腔致龋微生物的生长，预防龋病的发生。

2. 氟化物的应用分为全身应用和局部应用

全身应用包括：饮水氟化、食盐氟化、牛奶氟化、氟片、氟滴剂。

局部应用包括：含氟牙膏、含氟漱口液、含氟涂料、含氟泡沫、含氟凝胶等。目前局部应用氟化物较为广泛，其中含氟牙膏和含氟漱口水可以自行在家中使用，而含氟涂料、含氟凝胶等需要到专业的口腔医疗机构由专业人员操作使用。

3. 可向专业人员咨询氟化物的使用

氟化物的推广应用，适合于在低氟地区、适氟地区及在龋病高发地区的高危人群中进行，有些还需要到专业的口腔机构由专业人员操作使用。如果希望使用氟化物预防龋齿，可以向专业人员咨询。

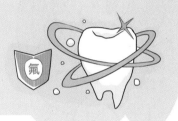

十一、
科学吃糖，少喝碳酸饮料

糖是龋齿致病因素之一

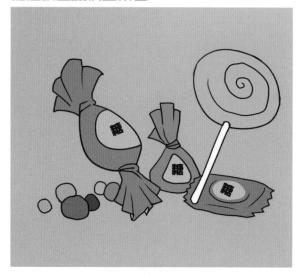

控制糖的摄入量和进
食甜食次数

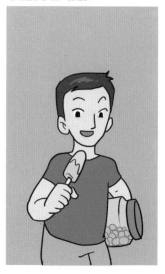

避免睡前吃甜食

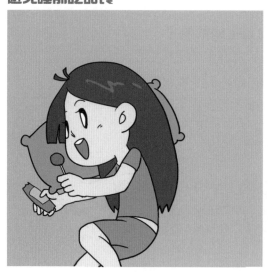

少喝碳酸饮料

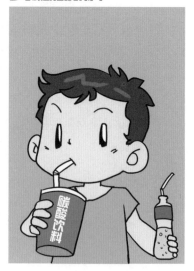

1. 糖为致龋因素之一

糖类在为儿童提供能量的同时，也助长了细菌的繁殖。而且，糖的代谢降低了口腔内酸碱度（PH），形成偏酸性的环境，会慢慢腐蚀牙齿表面的釉质。

2. 控制糖的摄入量和进食甜食的次数

每次进食之后，口腔 pH 都会下降，如果频繁吃糖，口腔会长期处于酸性环境下，不利于牙齿保护。因此，要减少零食尤其是甜食的摄入次数。

3. 避免在睡前吃糖

人体在睡眠状态时，唾液分泌减少，龋齿形成的概率会大大增加。所以家长要从小教育孩子不要在睡前吃糖，尤其是睡前刷牙后不能再进食。漱口可以迅速冲刷牙齿表面，去除部分黏附在牙面上的糖分，减少细菌繁殖，有利于保护牙齿。

4. 少喝碳酸饮料

碳酸饮料对牙齿的影响机制和糖相似，但碳酸饮料具有更强的酸性，对牙齿的腐蚀性也更为强烈，应尽量少喝。

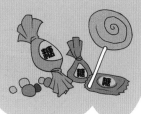

十二、
吸烟有害口腔健康

吸烟时，大量有害物质与口腔直接接触

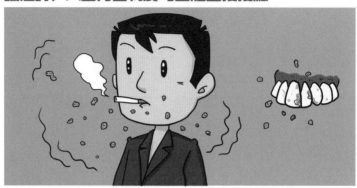

吸烟是牙周病的高危因素

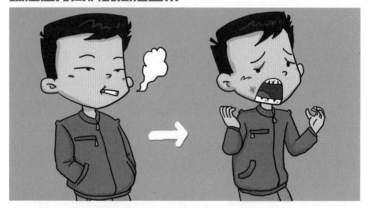

吸烟与口腔白斑的发病有关

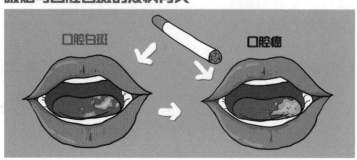

口腔白斑　　　　　　　口腔癌

1. 吸烟时，大量毒素与口腔直接接触

在烟草燃烧过程中，至少有 4 000 种有害物质被释放，口腔和这些有害物质直接接触，且持续时间长、浓度高。吸烟还会影响局部的血液循环、免疫和炎症过程，降低组织的修复功能，延缓创伤愈合恢复过程。

2. 吸烟是牙周病的高危因素

吸烟者的牙周疾病患病率较非吸烟者高，病情重者，更容易造成牙齿脱落和缺失。吸烟的牙周疾病患者，其牙周疾病复发的概率也更高，重度吸烟者（>10支/天）牙周疾病发展更为迅速。

3. 吸烟是引起口腔癌的主要危险因素之一

烟草中的有害物质对口腔黏膜有很强的破坏作用，吸烟者患口腔癌的概率是普通人的 2~3 倍。吸烟量越大，烟龄越长，口腔癌患病率越高。

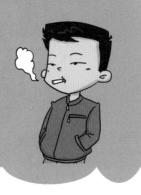

每年至少进行一次口腔健康检查

勿让小病变大病

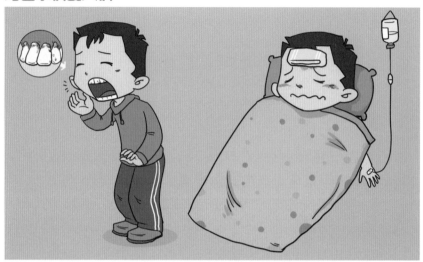

每年至少进行一次口腔健康检查

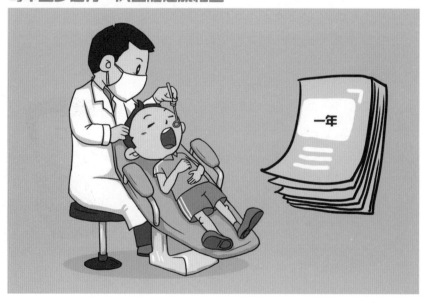

1. 勿让小病变大病

牙齿的"日常保健"十分重要，及时发现牙齿中的小问题，及时就诊，有利于牙齿的保护及保存。当牙齿出现疼痛后，前去就诊往往牙齿情况已经不容乐观，治疗起来也相对复杂。因此，专业建议是：每年至少进行一次口腔检查。

2. 每年至少进行一次口腔健康检查

定期的口腔健康检查有助于发现新发生的口腔疾病，密切监视口内软、硬组织的情况，一旦发现有异常，即可进行干预治疗，使病损在最初阶段得以治愈，将伤害减少到最小。口腔的结构复杂，不仅仅是牙齿，一些软组织也会出现疾病，再加上现代人饮食中甜食、刺激性食物比例增高，有些人口腔卫生工作不到位，易出现各类口腔疾病。因此需要在专业医生的帮助下及时发现疾病，早期治疗。

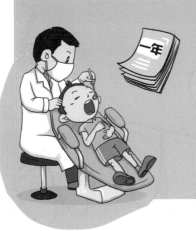

十四、
提倡每年洁牙（洗牙）一次

牙结石无法通过刷牙去除

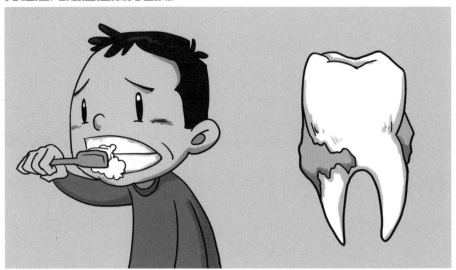

洁牙可以去除牙石和菌斑

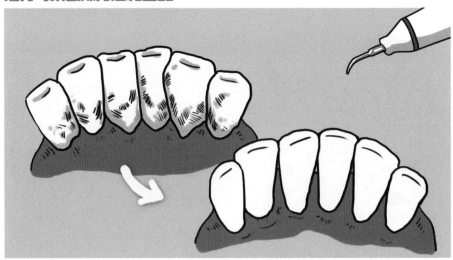

1. 牙结石无法通过刷牙去除

牙结石又称牙石，它是由食物残渣、牙菌斑及唾液中的矿物质钙化后附着在牙齿表面而形成的。通俗地说，"牙结石"即"牙垢"，是附着在牙面上的矿化的菌斑和其他沉积物的总称。

2. 洁牙可以去除牙石

普通的刷牙漱口无法清除牙石。洁牙（洁治术），也就是一般我们说的"洗牙"，是指通过洁治器械去除牙齿表面的菌斑和牙石，并抛光牙面，以延迟菌斑和牙石的再沉积，从而控制牙周病，预防牙周疾病发生或复发。洁牙可以去除我们在日常刷牙中遗漏或者难以刷到的部位的菌斑和牙石，全面地清洁牙齿表面。因此，提倡至少每年去口腔专业医疗机构进行一次洁牙。

在洁牙之后，肿胀发炎的牙龈恢复原有形态，部分牙根出现暴露，因此对冷热酸甜等刺激较为敏感，牙齿会出现短暂的酸痛。

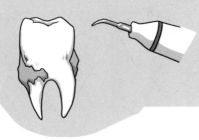

十五、
口腔出现不适、疼痛、牙龈出血、异味等症状应及时就诊

口腔疾病可表现为疼痛、牙龈出血、口腔异味或其余不适

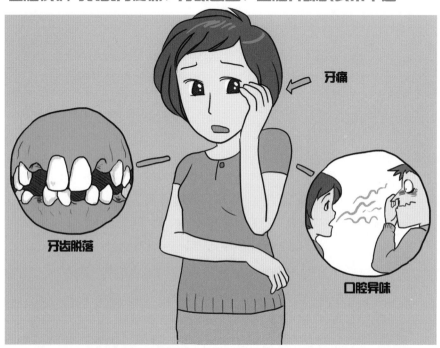

牙痛

牙齿脱落

口腔异味

发生以上情况应尽快去具备执业资质的口腔医疗机构诊治

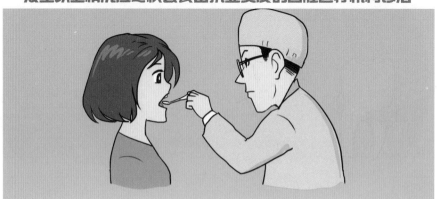

1. 口腔疾病可表现为疼痛或不适

当口腔出现疼痛或不适时，提醒人们可能出现了各种问题。不同的口腔疾病其表现是不一样的。如龋病常表现为遇冷热刺激不适、酸痛；牙髓炎会发生剧烈疼痛；牙龈炎早期会在刷牙或咬硬物时出现牙龈出血；牙周炎则会出现牙周溢脓、咀嚼无力等症状；口腔溃疡伴有患处疼痛等症状。

2. 口腔异味

口臭80% ~ 90% 是由口腔疾病所致，主要是由于口腔内的厌氧菌分解口腔内滞留物质产生挥发性硫化物导致的。口腔异味的出现会影响人们的正常交往，提醒人们需要及时就诊，找出病因，对症治疗。

发生以上情况应尽快去具备执业资质的口腔医疗机构诊治。

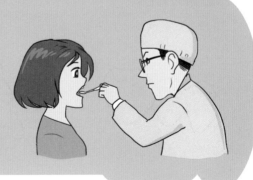

及时修复缺失牙齿

牙齿缺失的不良后果

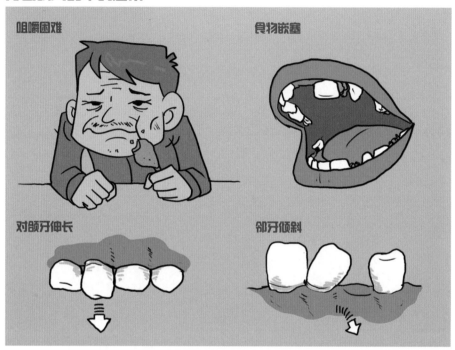

咀嚼困难

食物嵌塞

对颌牙伸长

邻牙倾斜

及时修复缺失牙齿

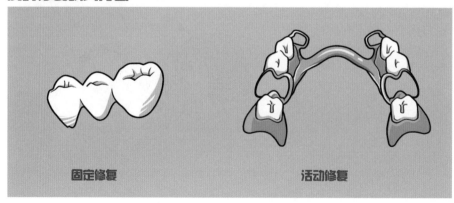

固定修复

活动修复

1. 牙齿缺失的不良后果

牙齿缺失的不良后果有咀嚼困难、食物嵌塞、对殆牙伸长、邻牙倾斜等。此外，还会出现缺牙部位牙槽骨迅速吸收，咬合紊乱，从而影响颞下颌关节（下巴进行活动的关节），出现张口困难、歪下巴等症状。前牙缺失会导致发音不准、面部形态发生变化。全口牙丧失后，则会出现咀嚼困难，面容明显苍老。

2. 及时修复缺失牙齿

一旦发生缺牙，不论牙齿缺失数目多少，都应及时进行义齿修复，恢复功能，以免时间过长，出现对颌牙伸长、邻牙倾斜等影响修复的情况。修复一般在拔牙2~3个月后进行。修复前应根据医生的建议治疗余留牙的疾病，必要时对牙槽骨和软组织进行修整，以保证修复质量。修复方案根据不同的情况而定，主要有固定修复和活动修复两大类，具体选择何种方案应依据患者的口腔条件和主观要求制定。

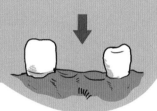

十七、
选择具备执业资质的医疗机构进行口腔保健和治疗

具备执业资质的口腔医疗机构

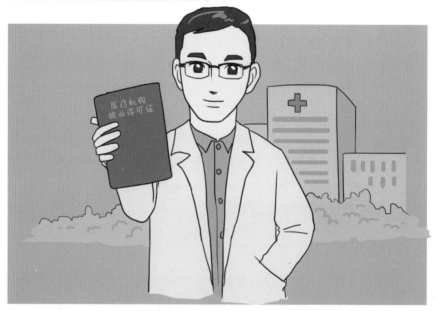

在正规口腔医疗机构就诊可减少医源性感染

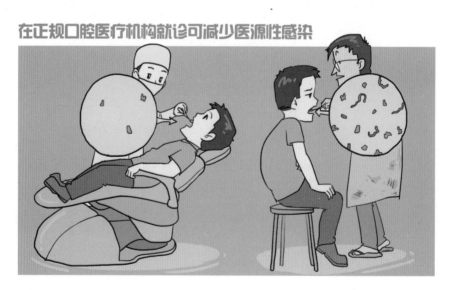

1. 具备执业资质的口腔医疗机构

所谓"具备执业资质的口腔医疗机构"，是指根据"医疗机构管理条例"及"医疗机构管理条例细则"规定，经登记取得"医疗机构执业许可证"的口腔诊所、门诊部、综合医院口腔科及口腔医院。

2. 在正规口腔医疗机构就诊可减少医源性感染

在口腔诊疗过程中，患者的血液、唾液污染的诊疗器械是造成交叉感染的危险因素。具备执业资质的医疗机构具有一套完善的感染控制的管理制度、措施和消毒灭菌设备，确保一人一机一消毒，杜绝交叉感染。因此，如果不想因为口腔就诊而染上其他传染病，建议到正规口腔医疗机构就诊。

3. 正规口腔医疗机构的医师具备解决病痛的能力

在具备执业资质的医疗机构中注册的医生应该都经过口腔专业教育和培训，具备解决病痛的能力。

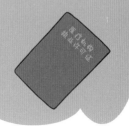

孕产妇篇

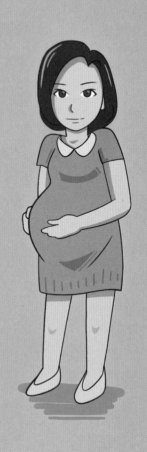

十八、
孕妇的口腔健康影响胎儿健康

孕妇易出现牙周病、龋齿和冠周炎的原因

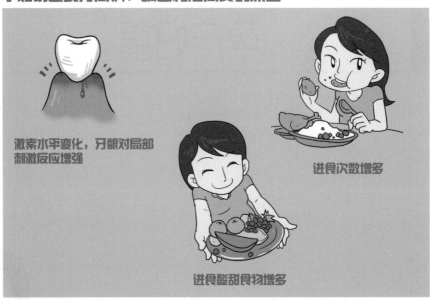

激素水平变化，牙龈对局部刺激反应增强

进食次数增多

进食酸甜食物增多

孕期牙周炎容易提高早产和低体重儿概率

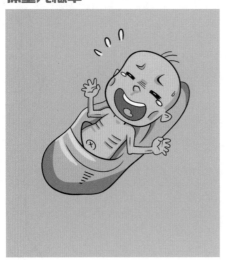

注意孕期口腔卫生

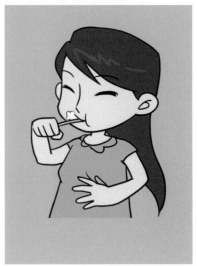

1. 孕妇易出现牙周病、龋齿和冠周炎

女性在怀孕时，体内激素分泌与代谢水平发生变化，牙龈对局部刺激的反应增强。由于孕妇需要大量营养，进食的次数增多，口腔内经常存在各种食物碎屑，为致病菌提供了良好的生存环境。很多孕妇喜食酸甜食物，使口腔经常处于偏酸性且糖分丰富的环境之中，有利于细菌繁殖。另外，一些孕妇由于刷牙时较为敏感，孕吐反应强烈，导致刷牙的次数与时间减少，不利于口腔清洁。因此，孕妇较容易出现如牙周病、龋病、冠周炎等口腔疾病。表现为牙齿疼痛、牙龈红肿、刷牙易出血，严重时甚至出现张口困难，影响营养的全面摄入，给胎儿的生长发育带来负面影响。

2. 孕妇口腔疾病与胎儿健康密切相关

研究文献表明，孕妇患有牙周病可能增加婴儿早产和低体重儿的风险。孕妇钙摄入不足也会影响胎儿的牙齿发育。

3. 应重视孕前和孕期口腔检查，注意孕期口腔卫生

保持口腔健康，预防口腔疾病，不仅对孕妇有重要意义，对胎儿同样具有不可忽视的影响。

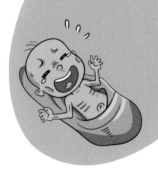

十九、
计划怀孕时应接受口腔健康检查，治疗口腔疾病

计划怀孕时应检查口腔，
及时处理口腔疾病和隐患

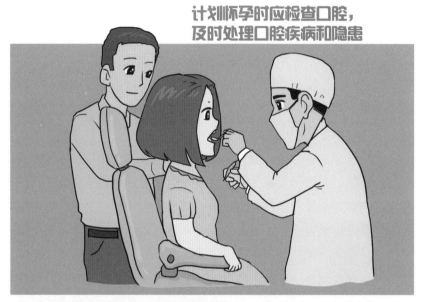

孕中期可接受简单的口腔治疗

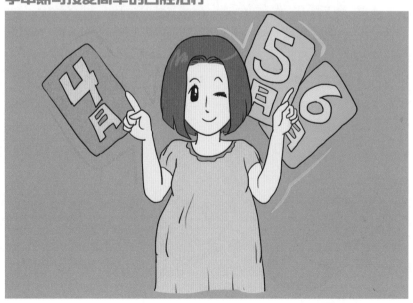

1. 计划怀孕时应检查口腔

女性在计划怀孕时应主动接受口腔健康检查，及时发现并处理口腔内的疾病和隐患，避免在怀孕期间可能因为发生口腔急症而带来的治疗不便和风险。

2. 孕早期和孕晚期不适宜接受复杂的口腔治疗

一旦妇女已经怀孕，那么在怀孕早期和晚期（怀孕后第1、2、3个月及第7、8、9个月）接受复杂的口腔治疗，可能会因为紧张和疼痛等因素，增加胎儿流产或早产的风险。

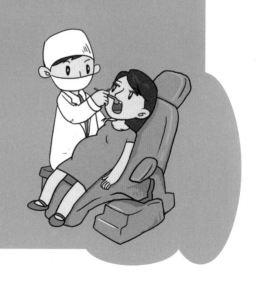

二十、
怀孕4~6个月是孕期治疗口腔疾病的最佳时期

怀孕1~3个月尽量避免X线照射

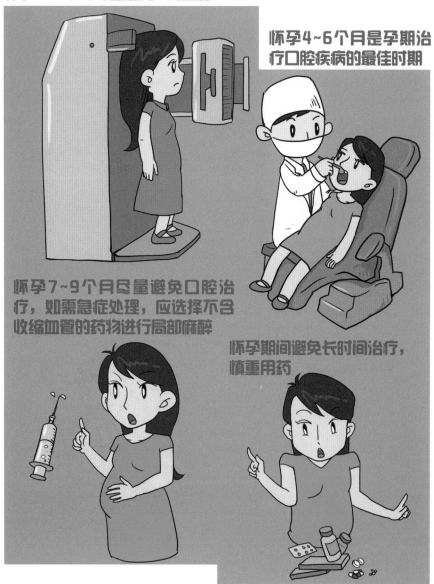

怀孕4~6个月是孕期治疗口腔疾病的最佳时期

怀孕7~9个月尽量避免口腔治疗，如需急症处理，应选择不含收缩血管的药物进行局部麻醉

怀孕期间避免长时间治疗，慎重用药

1. 怀孕1~3个月尽量避免X线照射

在怀孕早期，过量的X线暴露可能会导致胎儿畸形、流产及胎死宫内等严重后果。

2. 怀孕4~6个月是孕期治疗口腔疾病的最佳时期

孕妇在治疗口腔疾病时，常需要进行口腔检查（包括X线检查）、口腔内冲洗、洁牙、龋洞充填等，甚至需要拔牙或进行门诊手术。在这些治疗过程中，可能会出现酸胀、疼痛等不适，引起孕妇的紧张不安，增加流产或者早产的概率。因此，对于孕妇的口腔疾病，预防是关键，如果需要治疗，则要在胎儿相对最平稳的怀孕第4~6个月进行。怀孕期间避免长时间治疗，应慎重用药，孕妇在用药前需咨询口腔医生，以免引起不良后果。

3. 怀孕7~9个月尽量避免不必要的口腔治疗

孕晚期尽量避免不必要的口腔治疗，较长时间的治疗可能会造成早产。如患急症需要处理时，应尽量选择不含肾上腺素等收缩血管的药物进行局部麻醉。

二十一、
孕期和产后更应坚持刷牙、漱口

"月子不能刷牙"是误区

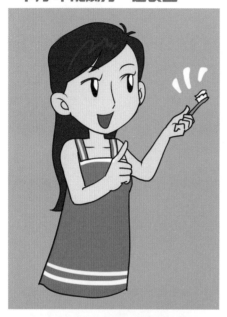

孕期和产后更应坚持刷牙、漱口

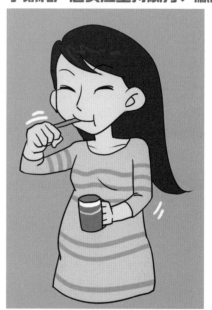

温水刷牙漱口可以避免刺激

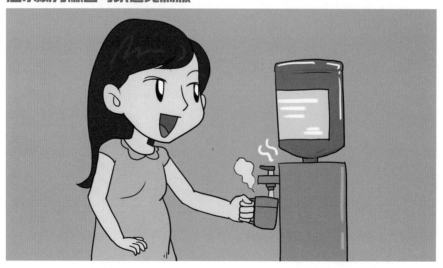

1. "月子里不能刷牙"是误区

民间有"月子里刷牙会使牙根动摇、牙齿松动、牙龈受伤出血"的错误说法，导致有些产妇在月子里不敢轻易刷牙；也有些人因为在怀孕时或分娩后刷牙时经常出血，担心越刷牙越严重，因而减少了刷牙次数。这些都是误区。孕妇或产妇在激素的作用下，牙龈等软组织对外界刺激格外敏感，牙齿表面附着了大量菌斑更易引起牙龈炎，极易出现牙龈红肿、刷牙出血等情况。

2. 孕期和产后更应坚持刷牙、漱口

不依靠刷牙的机械力量很难去除菌斑。孕妇或产妇若由于牙龈炎症出现刷牙出血的现象，更应坚持每天认真刷牙、漱口。尽量做到天天刷牙，如产后身体较为虚弱，也可以放宽到第2天，最迟也不要超过第3天开始刷牙。

3. 温水刷牙漱口可以避免刺激

刷牙时可以用温水，以避免冷水对孕产妇造成刺激。

婴幼儿篇

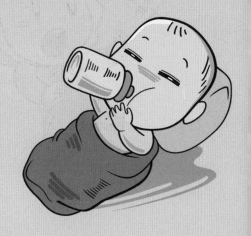

二十二、
口腔健康是婴幼儿正常生长发育的基础

婴幼儿口腔示意图

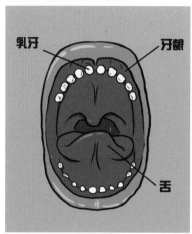

乳牙　　　　　牙龈

舌

健康口腔与进食密切相关

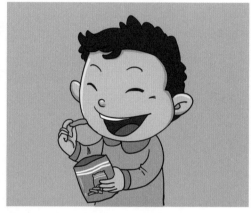

健康口腔是学习发音的基础

妈~妈~

健康口腔对婴幼儿颌面部发育有重要意义

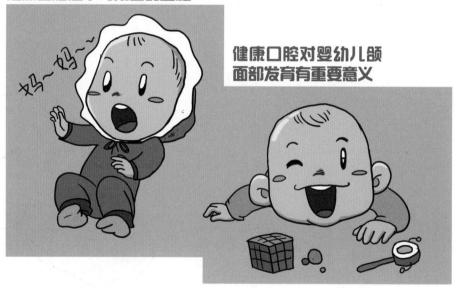

1. 健康口腔与进食密切相关

口腔是进食的唯一渠道，口腔健康也是婴幼儿正常生长发育的基础，所以婴幼儿的口腔健康问题是不容忽视的。

2. 健康口腔是学习发音的基础

乳牙列的健康是维系婴幼儿正常发音的基础，发音的有效形成有利于婴幼儿心理与智力的健全发展。前牙因龋早失后，不利于婴幼儿发音习惯的培养。

3. 健康口腔与婴幼儿颌面部发育密切相关

儿童的咀嚼作用促进颌面部发育，由于乳牙龋坏缺失导致的咀嚼习惯改变会引起颌面部发育的异常。因此，健康的口腔对婴幼儿颌面部发育有重要意义。

4. 婴幼儿全身疾病的口腔反应

当儿童患有某些急性传染病、血液病、内分泌疾病等时，常在牙龈、口腔黏膜等处有所反映，如麻疹黏膜斑、水痘早期时口内黏膜的水疱、坏血病患儿表现出的慢性龈炎等。及时发现婴幼儿口内的异常，尽早治疗全身疾病，避免延误病情。

妈~妈~

二十三、
从出生开始，家长应为婴幼儿清洁口腔

从出生开始，家长应为婴幼儿清洁口腔

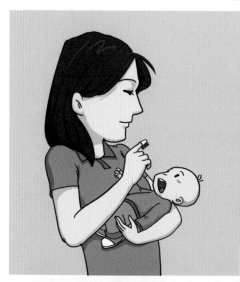

乳牙尚未萌出时，使用柔软的纱布轻轻擦拭口腔

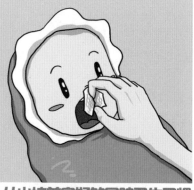

乳牙萌出后，使用指套刷清洁牙齿

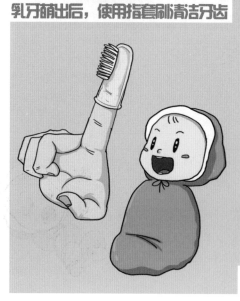

从小培养良好的口腔卫生习惯

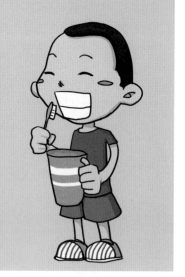

1. 乳牙尚未萌出前，使用柔软纱布轻拭口腔

婴儿出生之后，家长应每天用软纱布为孩子擦洗口腔，可有效预防口腔白色念珠菌感染（俗称"鹅口疮"）。

2. 乳牙萌出后，使用指套刷清洁牙齿

一般婴儿在 6 个月内开始萌出第一颗乳牙，这段时期，父母应该多留意婴幼儿的口腔内部，当发现有乳牙长出后，用柔软干净的纱布轻轻地为孩子擦洗口腔和牙齿。多颗牙齿萌出后，家长可用指套刷或软毛刷为孩子每天刷牙 2 次，并确保清洁上下颌所有的牙面，特别是牙龈缘部位的牙面。

3. 从小就养成良好的口腔卫生习惯

两岁大的孩子会有想自己刷牙的意识，但这个年龄的孩子手的精细运动能力尚未形成，不能真正刷干净牙齿。因此，家长应帮助孩子刷牙，协助孩子进行有效刷牙，从小培养孩子良好的口腔卫生习惯，预防龋齿的发生。

二十四、不当的喂养会危害婴幼儿口腔健康

母乳是最适合的天然食品，含有丰富营养，致龋率低

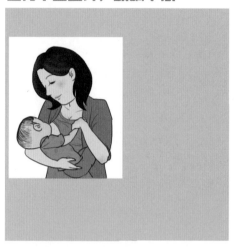

注意正确的喂养姿势

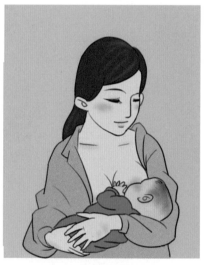

不当喂养姿势的危害

常见不良习惯

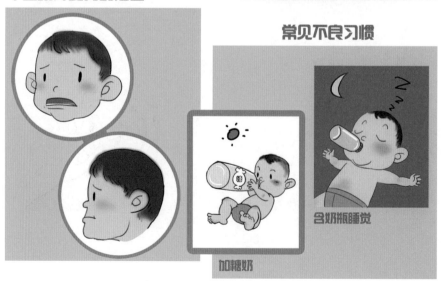

加糖奶

含奶瓶睡觉

1. 母乳是婴儿最好的天然食品

母乳中含有保证婴儿正常生长发育所必需的各种易被婴儿摄取利用的营养物质和矿物质，有利于儿童牙齿的生长发育和增强牙齿的抗龋能力。母乳喂养的儿童患龋率要明显低于非母乳喂养的儿童，并且较少引起猛性龋。

2. 注意正确的喂养姿势

喂奶时最好抱着喂，尽量避免让婴儿躺着吃奶，否则会由于吸吮动作不平衡，下颌骨过分运动，上颌骨处于静止状态，持续过久还会影响宝宝的面容，造成面中部塌瘪，下部前突伸长，形成畸形。

3. 常见不良习惯

不要养成孩子含着奶瓶睡觉的习惯，这种习惯很容易引起婴幼儿龋病。1岁后尽量减少奶瓶的使用，2岁前停止使用奶瓶，用杯子或勺子喂养，减少龋病的发生，促进孩子咀嚼功能的发育。

二十五、莫把病菌口口传染给孩子

不当的喂养方式可传播疾病

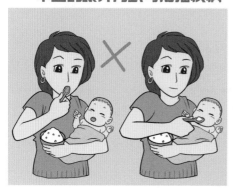 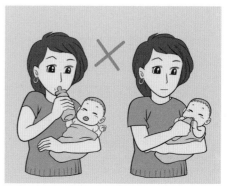

长辈先自己把食物嚼碎喂孩子，或把奶嘴放到口中试温等方式进行喂养，会传播口腔内的致龋细菌给孩子。

注意喂养卫生

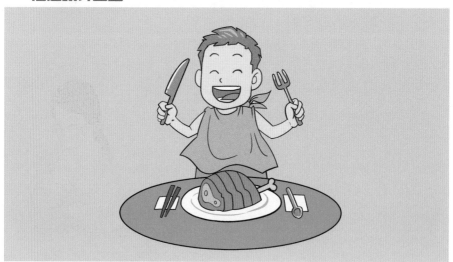

儿童应该有自己专用的餐具。

1. 唾液是细菌传播的载体

部分看护人，尤其是一些年纪大的长辈，会自己先把食物嚼碎，然后再喂孩子，或者把奶嘴或勺子放到自己口中试温度等方式进行喂养，这些做法都是错误的，它会将成人口腔中的致病菌通过唾液传播给孩子。成人口腔内的致龋细菌越早传染给孩子，孩子越易患龋病。

2. 注意喂养卫生

看护人应纠正不良的喂养方式，避免以口喂食。同时看护人应关注自身的口腔卫生，做好口腔卫生清洁工作，避免把致病菌传播给婴幼儿。

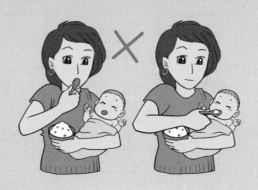

二十六、
注意喂养器具的消毒

细菌导致疾病的发生

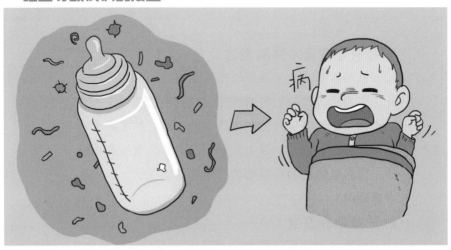

奶瓶等婴幼儿喂养器具必须做到消毒灭菌

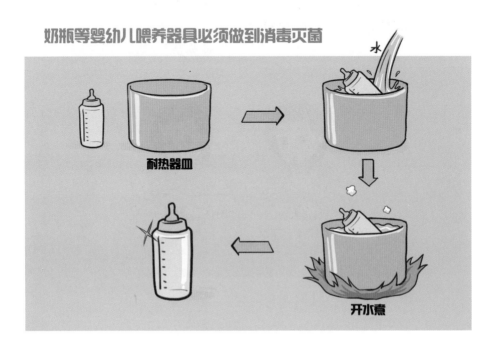

水

耐热器皿

开水煮

1. 奶瓶等婴幼儿喂养器具容易滋生细菌

奶瓶、奶嘴等器具是宝宝最早并长时间接触的器具，潮湿的环境使容器容易成为细菌生长的温床，如果没有及时对这些器具进行清洁和消毒，宝宝吃奶时会将容器中含有的细菌带入体内，婴儿自身对疾病的抵抗力较差，容易导致腹泻、呕吐，还可能引起"鹅口疮"。

2. 奶瓶等婴幼儿喂养器具必须做到消毒灭菌

奶瓶等婴幼儿喂养器具在使用完毕后，必须做到及时清洁和消毒灭菌。需要注意的是，消毒后 24 小时内没有使用的奶瓶，仍需重新消毒，以免滋生细菌。

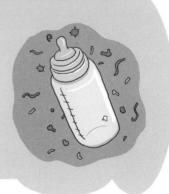

二十七、
婴幼儿从牙萌出开始，每半年接受一次口腔健康检查和口腔卫生指导

每半年接受一次口腔健康检查

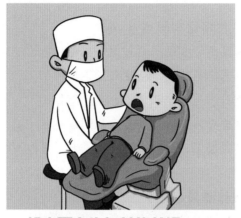

检查龋病情况

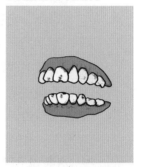

检查牙齿生长替换情况

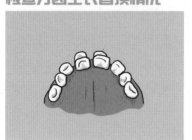

检查颌面部发育情况

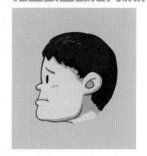

定期检查有利于及早发现问题

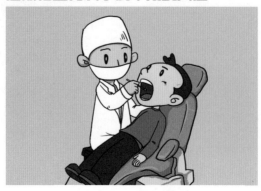

1. 检查龋病情况

婴幼儿一般出生后 6 个月内萌出第一颗乳牙，应在 6~12 个月内安排一次看牙，其目的是检查判断孩子牙齿萌出情况，并评估其患龋病的风险，发现和改变不利于保持口腔健康的做法，并积极采取预防措施，如应用氟化物、改变喂养方法和清除菌斑等。

2. 定期检查有利于早期发现问题

婴幼儿每半年应接受一次口腔健康检查和口腔卫生指导。检查内容大致包括：牙齿患龋情况、颌面部发育情况、牙列生长情况、唇舌系带附着情况、咬合形成情况等，通过定期检查，医生可根据孩子每年的口腔检查记录，了解孩子是否存在不良的喂养习惯、牙齿和牙列发育及健康状况；如果有异常，可以早期发现、及时治疗；可向家长提供适合孩子需要的口腔护理方法，尽早使孩子养成良好的口腔卫生习惯。

学龄前儿童篇

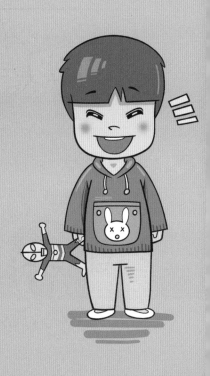

二十八、
健康完整的乳牙列是恒牙健康的基础

有助于儿童的正常生长发育

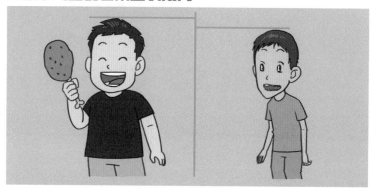

引导恒牙萌出

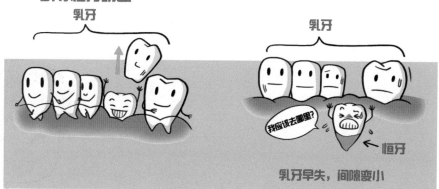

乳牙早失，间隙变小

辅助发音

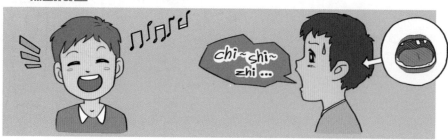

1. 有助于儿童的正常生长发育

完整健康的乳牙列能够发挥正常的咀嚼功能，可保障恒牙和颌面部骨骼的正常生长发育，保证儿童能较好地进食，有利于消化吸收。

2. 引导恒牙萌出形成恒牙列

乳牙的存在可以为继承恒牙的萌出预留间隙，诱导继承恒牙在替牙阶段萌出至正确的位置。

3. 辅助发音

在乳牙萌出期和乳牙列期，儿童开始发音和学习语言，正常的乳牙列有利于孩子准确发音。在这一期间，如果上颌前牙遭遇大面积的龋坏，会影响儿童的发音学语。

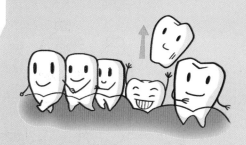

二十九、鼓励儿童多吃纤维性食物，增强咀嚼功能

平衡膳食利于口腔健康

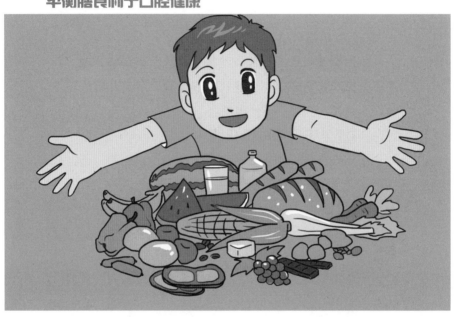

增加辅食要全面

减少含糖量高的饮食摄入

碳酸饮料

1. 平衡膳食利于口腔健康

健康的饮食结构和良好的饮食习惯是口腔健康和全身健康的基础，养成良好的饮食习惯会使儿童受益终生。儿童应注意平衡膳食，做到不挑食。

2. 减少含糖量高的饮食摄入

蔗糖含量高的食物和饮料，容易在口腔内发酵产酸，引起龋齿。此外，幼儿在形成饮食习惯的时期进食较多的糖类食物，容易对其造成依赖，诱发后天肥胖症等。

3. 增加辅食要全面

多吃蔬菜和新鲜水果等纤维含量高、营养又丰富的食物，既有利于牙齿的自洁作用、不易患龋病，又有利于口腔颌面部的生长发育，促使牙齿排列整齐，增强咀嚼功能。

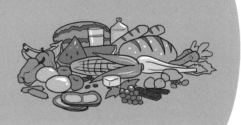

三十、
刷牙后睡前不再进食

睡前刷牙后进食易引起龋齿

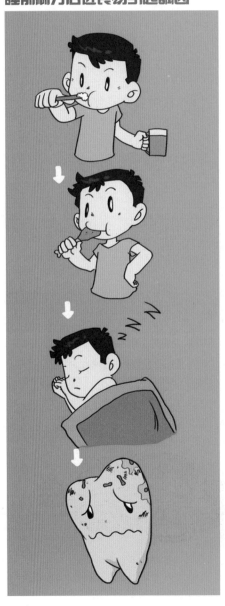

睡前刷牙，刷牙后不再进食

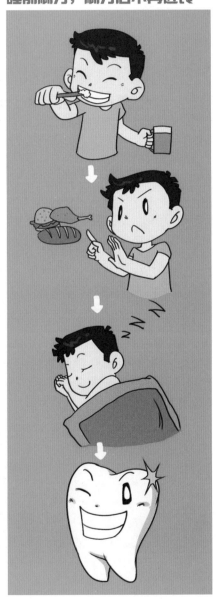

1. 睡前刷牙后进食容易患龋

有很多孩子习惯于睡前喝奶或者吃零食，家长也往往忽略了临睡前刷牙，长此以往，儿童较易形成奶瓶龋及广泛性龋。

2. 睡前刷牙，刷牙后不要再进食

人在睡眠期间口腔运动少，口腔自洁作用差，唾液分泌量减少，而唾液有冲走细菌并抑制细菌繁殖的作用。如果睡前不刷牙或没刷干净，食物残屑在细菌作用下很快就会发酵产酸，再加上睡眠时唾液分泌减少，不能稀释中和细菌产的酸，牙齿就很容易受到腐蚀，长此以往就可能引起龋病。所以在睡前刷牙，把留在牙缝和牙面上的食物残屑刷干净，刷完后不再吃任何东西，可以维护一夜的口腔卫生。

晚上临睡前刷牙，保持口腔清洁的时间最长。所以养成睡前刷牙的习惯，对预防龋齿有十分重要的作用。

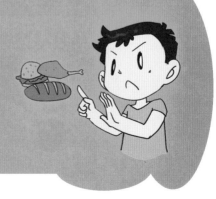

三十一、
儿童学习刷牙，家长应帮助和监督

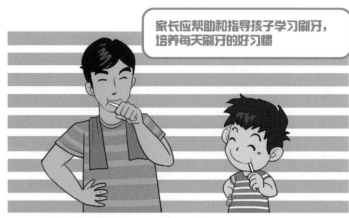

家长应帮助和指导孩子学习刷牙，培养每天刷牙的好习惯

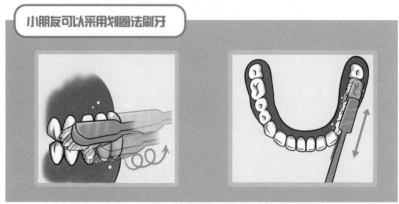

小朋友可以采用划圈法刷牙

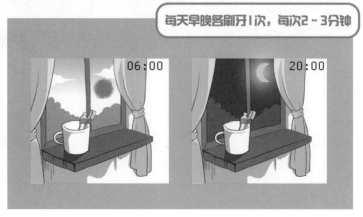

每天早晚各刷牙1次，每次2~3分钟

1. 家长应帮助指导孩子学习刷牙，培养每天刷牙的好习惯

刚开始可以让孩子用牙刷和杯子，模仿成人的动作，让孩子对刷牙感兴趣。几周后，让孩子逐渐掌握动作要领，用清水刷。等儿童养成较好的习惯后，可以挤上牙膏，用牙刷从外到里，有顺序地刷。孩子模仿能力强，因此家长的示范作用很重要。

2. 小朋友使用画圈法刷牙

3 岁的孩子应开始学习正确的刷牙方法。可教授孩子使用"画圈法"刷牙：将刷毛放置在牙面上，轻压并在牙面上画圈，每部位反复画圈 5 次以上。前牙舌侧需将牙刷竖放，咬合面横刷，牙齿的各个面均应刷到。此法清洁牙齿的效果好，而且不磨损牙颈部，也不会刷伤牙龈。

3. 每天应当刷牙2次，每次刷牙时间2~3分钟

约在 3 岁，孩子可以开始使用牙膏，每次刷牙只要豌豆大小的牙膏就足够了。

每天刷牙 2 次，每次 2~3 分钟。

家长最好能够监督儿童刷牙，并检查孩子的刷牙效果，必要时进行帮助。

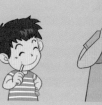

三十二、
帮助孩子尽早戒除口腔不良习惯

儿童口腔不良习惯

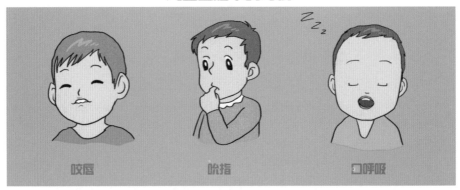

咬唇　　　　　　吮指　　　　　　口呼吸

可能出现的结果：反𬌗（地包天）、龅牙、前牙拥挤等

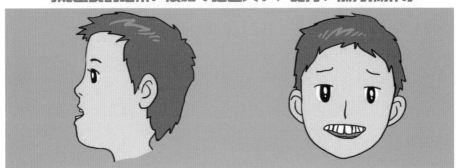

及时纠正治疗

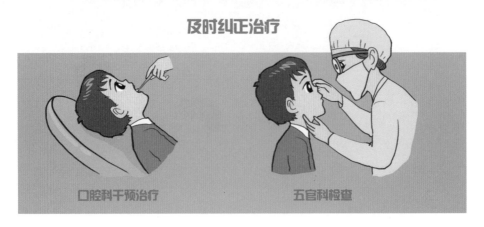

口腔科干预治疗　　　　　　五官科检查

1. 儿童口腔不良习惯

婴幼儿时期，由于吸吮动作本能反射、喂养不足、某种惧怕或不愉快等心理因素，可造成婴幼儿不良习惯，如吮指、咬下唇、吐舌、口呼吸等。这些不良习惯应尽早戒除，否则会造成上颌前突、下颌后缩、牙弓狭窄、牙列拥挤等口颌畸形。

2. 及时纠正不良习惯

如果3岁以上的儿童仍存在上述不良习惯，且不能通过劝导而戒除，应及时到医院诊治，通过适当的矫正方法，帮助其戒除不良习惯。对有口呼吸习惯的孩子，应及时到耳鼻喉科进行相应诊治，检查其上呼吸道是否通畅，纠正口呼吸。对已经产生的各类口颌畸形，也应在医生的建议下采取相应的早期干预措施。

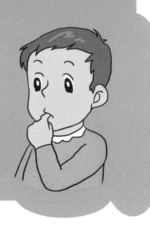

三十三、
提倡学龄前儿童每6个月
接受一次口腔健康检查

3～6岁是儿童患龋的高峰期

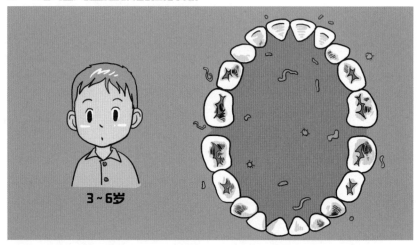

3～6岁

提倡学龄前儿童每6个月接受一次口腔健康检查

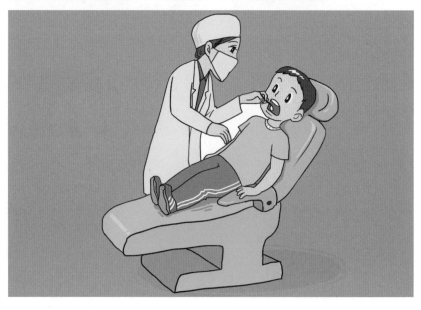

1. 3~6岁是儿童患龋的高峰期

　　该阶段牙弓开始生长，牙齿之间出现间隙，易造成食物嵌塞，引发邻面龋。龋病可影响儿童咀嚼功能、损伤口腔黏膜，进而影响全身生长发育，乳牙龋还可能影响恒牙的生长。因此，龋病应尽早治疗，早期治疗时间短、痛苦小、效果好、花费少。

2. 提倡学龄前儿童每6个月接受一次口腔健康检查

　　学龄前儿童应定期接受口腔检查，建议至少6个月一次。检查内容包括牙齿患龋情况、颌面部发育情况、牙列生长情况、咬合形成情况等。如果有异常，可以早期发现、及时治疗。在对儿童进行口腔健康检查的同时，医生应提供有针对性的专业口腔健康指导，增强家长和孩子的口腔健康意识。

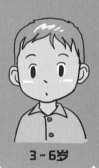

3~6岁

三十四、
早期矫治前牙"地包天"（前牙反咬殆）畸形

"地包天"有很多原因

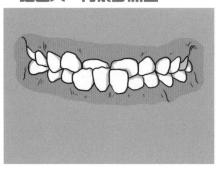

"地包天"可影响容貌

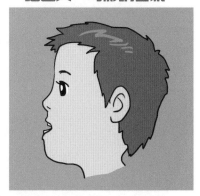

及时纠正乳牙咬殆

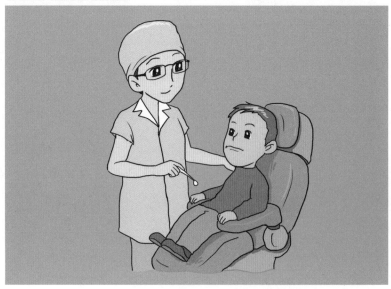

1. "地包天"有很多原因

前牙反咬殆，俗称"地包天"，可由很多原因造成：遗传、先天性疾病引起上颌骨发育不足，全身性疾病引起的下颌骨前突畸形，不良的喂奶姿势和儿童的不良习惯，乳磨牙早失等，都可以引起前牙反咬殆。

2. "地包天"可影响容貌

前牙反咬殆会限制上颌骨发育，导致下颌过度前伸，造成颜面中部 1/3 凹陷，明显影响面貌。

3. 及时纠正乳牙反咬殆

治疗乳前牙反咬殆的目的是恢复下颌正常咬合位置，改善骨面型，促进上颌发育，抑制下颌过度发育。早期矫治可纠正或减轻面貌异常，取得较好的治疗效果。乳前牙反咬殆的最佳矫治时间为 3~4 岁。

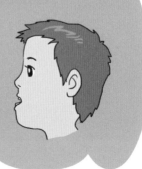

三十五、
局部用氟预防乳牙龋病

3岁以上儿童使用含氟量低的儿童牙膏

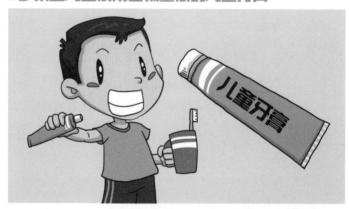

儿童牙膏用量约豌豆大小，应在家长监督下使用

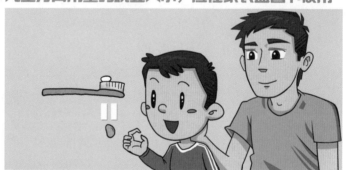

建议易患龋儿童到医疗机构接受局部用氟指导

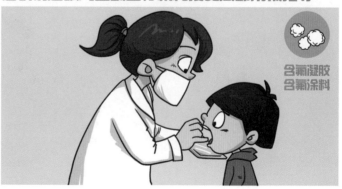

含氟凝胶
含氟涂料

1. 氟化物可有效防龋

经过多年验证，氟化物的防龋效果已经得到充分肯定。最常见的氟化物就是含氟牙膏。牙膏中的氟离子能增强牙齿的抗酸能力，还能使牙釉质表面组织变得更加坚固。

2. 3岁以上儿童使用含氟量较低的儿童含氟牙膏

儿童一般使用含氟量低的儿童牙膏即可，使用成人牙膏容易因小朋友长期误吞而导致"氟斑牙"。牙膏用量在豌豆大小左右，保证足够的刷牙时间，使用正确的刷牙方法，这样才能更好地清洁牙齿。同时要在家长的监督下使用，刷牙后及时漱口，防止误吞牙膏。

3. 龋易感儿童可到专业机构接受局部用氟干预

还有一些特别容易得龋齿的小朋友，建议去医疗机构接受专业的局部用氟措施。氟化物防龋是目前国内外口腔专家公认的有效防龋手段之一。专业机构常用的局部用氟干预方法包括含氟凝胶和含氟涂料等。

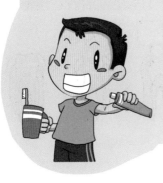

三十六、
乳牙龋病应及时治疗

龋齿的发展过程

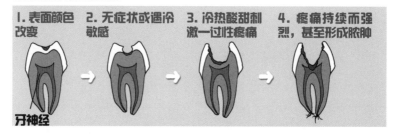

1. 表面颜色改变　2. 无症状或遇冷敏感　3. 冷热酸甜刺激一过性疼痛　4. 疼痛持续而强烈，甚至形成脓肿

牙神经

龋齿的不良后果

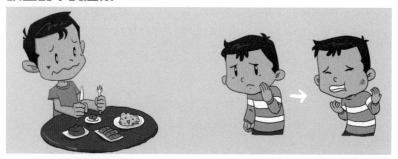

不能正常进食　　　　　　　　出现疼痛，引起面部感染

龋齿的治疗

普通蛀牙只需要充填治疗（补牙）累及牙髓（"牙神经"）后需要根管治疗（"抽神经"）

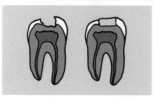 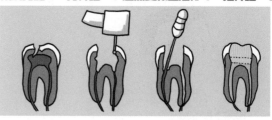

1. 龋齿的发展过程

　　早期的龋齿表现为牙齿表面颜色改变，变棕黑色或白垩色；之后出现龋洞，吃到过冷或过热的食物会有不舒服感；如继续发展，累及牙神经，疼痛剧烈持续，严重者形成"脓包"。

2. 普通蛀牙只需做充填（补牙）

　　一般较早的龋齿只要把那些龋坏的部分去除，然后用牙科充填材料修补起来就可以了。一旦龋病感染到乳牙的"牙神经"，就需要把牙齿的"神经"抽掉，也就是进行所谓的"根管治疗"。

3. "乳牙总是要换，但坏了也要治"

　　很多家长认为"乳牙总是要换的，坏了不用治"。龋病长期得不到治疗会引起牙神经和牙根尖部位的炎症，引起孩子疼痛，牙龈和面部的肿胀，还有可能造成偏侧咀嚼，影响面部的正常发育。乳牙长期的根尖炎症有可能影响恒牙的发育和萌出。因此，乳牙患龋后应该早诊断，早治疗。

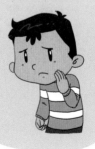

三十七、
及时治疗乳牙外伤

乳牙外伤多由
幼儿跌倒引起

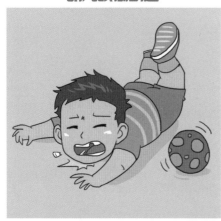

乳牙外伤应及时处理

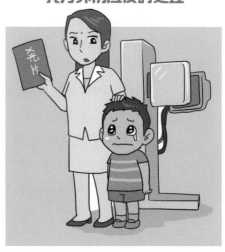

定期来医院复查

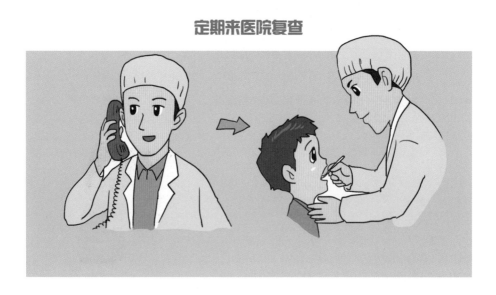

1. 乳牙外伤多由幼儿跌倒引起

乳牙外伤常发生于 2 岁以后的幼儿，由于这个时候幼儿运动能力、反应能力都处在发育阶段，因此容易摔倒而引起牙外伤。外伤可能会把牙齿碰松、碰折、碰掉等。

2. 乳牙外伤应及时处理

乳牙外伤可能会影响恒牙的发育和正常萌出，严重的创伤甚至可使恒牙胚停止发育、牙胚坏死、牙齿埋伏、倒生等，因此应及时到具备执业资质的医疗机构就诊。很多症状可能在受伤以后较长时间才会出现，因此应注意定期复查，发现牙髓或根尖感染时，应及时处理。

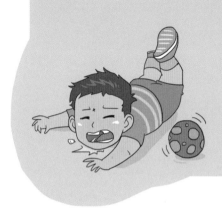

学龄儿童篇

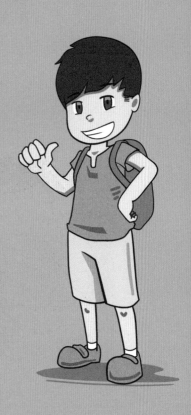

三十八、
学龄儿童最大的口腔变化是换牙，发现异常应及时就诊

6~12岁儿童处于牙齿替换期

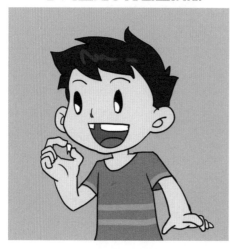

乳恒牙替换过程

正常：乳牙松动—脱落—恒牙萌出

异常：乳牙尚未脱落，恒牙已萌出

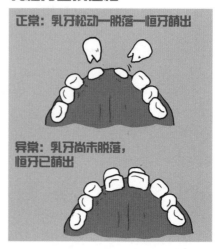

注意口腔卫生，预防恒牙龋齿

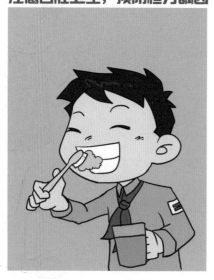

适当食用耐嚼食物，促进换牙顺利完成

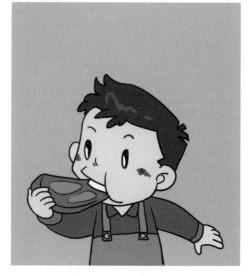

1. 6~12岁儿童处于牙齿替换期

　　学龄儿童口腔的最大变化是换牙。此阶段，孩子的20颗乳牙会逐渐换成28颗恒牙。正常的顺序是乳牙先松动脱落，恒牙再萌出。在换牙过程中若发现异常，如乳牙提前脱落、乳牙不掉而恒牙已经萌出、恒牙迟迟不萌出、换牙期乳恒牙咬𬌗关系错乱等，应当及时就诊，以免造成恒牙列的异常。

2. 注意口腔卫生，预防恒牙龋齿

　　在换牙期，乳牙与恒牙共存，恒牙刚刚萌出，特别是"六龄牙"，由于其位置靠后、体积大、窝沟多而深，容易滞留食物残渣，加之多数儿童不爱刷牙，喜食甜食，常易发生龋坏，应当及早预防治疗。

3. 适当使用耐嚼食物，促进换牙顺利完成

　　应当注意在换牙期让儿童多吃些耐嚼的食物，如花生、甘蔗、豆类、苹果等。咀嚼食物能促进乳牙牙根的自然吸收，促使换牙顺利完成，让孩子拥有一口健康整齐的恒牙。

三十九、积极防治牙齿外伤

运动中摔伤，外伤

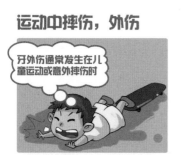

牙外伤通常发生在儿童运动或意外摔伤时

常见牙外伤

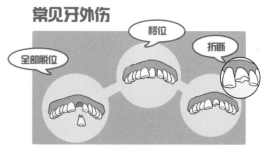

全部脱位

移位

折断

牙齿脱落后应用正确的方法保存脱落牙 及时就诊

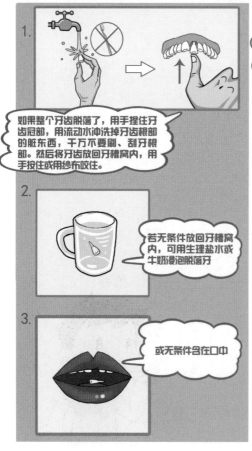

1.

如果整个牙齿脱落了，用手捏住牙齿冠部，用流动水冲洗掉牙齿根部的脏东西，千万不要刷、刮牙根部。然后将牙齿放回牙槽窝内，用手按住或用纱布咬住。

2.

若无条件放回牙槽窝内，可用生理盐水或牛奶浸泡脱落牙

3.

或无条件含在口中

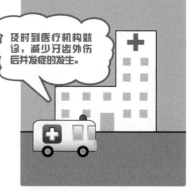

及时到医疗机构就诊，减少牙齿外伤后并发症的发生。

牙外伤的预防

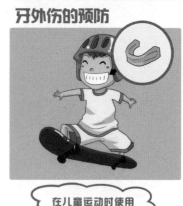

在儿童运动时使用牙托防护，减少牙外伤的发生率。

1. 牙外伤通常发生在儿童运动或意外摔伤时

儿童活泼好动，自我保护意识较差，因此小孩子牙外伤的发病率很高。常见的牙外伤包括牙齿全部脱位、牙齿位置移动（甚至完全嵌入）、牙齿折断等。

2. 牙外伤及时到医疗机构处理

一旦发生这种情况，需要快速处理，只有在医生的处理下才能得到最好的治疗。

3. 脱落牙放入盐水或牛奶中保存，若无条件可以含在口中

如果整个牙齿脱落了，可以用手捏住牙齿的冠部，冲洗掉牙齿根面的脏东西，千万不要刷、刮牙根部，然后将牙齿重新放到牙槽窝内；也可以将脱落牙或者折断部分牙放入牛奶、生理盐水或冲洗后放在口中含着，这样保存的牙齿再接回去的可能性就比较大。一般来说像全脱位牙，半小时之内再植成功的可能性较大，超过 2 个小时牙齿再植成功的可能性就微乎其微了。

4. 积极预防牙外伤

在儿童进行运动时，使用牙托进行防护，可保护牙齿，降低牙外伤发生率。

四十、
用窝沟封闭方法预防"六龄牙"（第一恒磨牙）的窝沟龋

窝沟深的牙齿易"蛀牙"

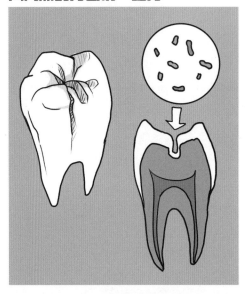

窝沟封闭术可有效保护牙齿

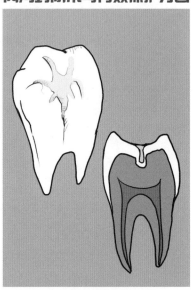

建议6~8岁儿童应用窝沟封闭来预防"六龄牙"窝沟龋

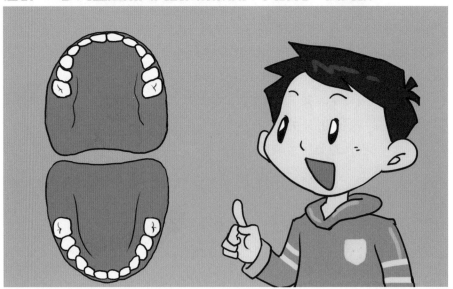

1. "六龄牙"易发窝沟龋

在儿童 6 岁左右的时候，将迎来第一颗恒磨牙，即"六龄牙"。"六龄牙"特别需要保护，一是因为它是第一颗长出来的磨牙，使用的时间相对来说是最长的；二是作为最早萌出的恒磨牙，"六龄齿"在口腔中起着定位和定高的作用，在全口牙列和咬𬌗关系形成中发挥着重要作用；三是因为在咀嚼过程中，"六龄牙"所发挥的作用是最大的，很大一部分的咀嚼力都是靠其承受的。通常"六龄牙"长出来之后表面有一些沟缝，容易积聚食物残渣，从而形成龋齿。

2. 窝沟封闭术能有效保护"六龄牙"

窝沟封闭是通过在牙齿表面的沟沟缝缝上涂布一层高分子树脂材料，渗透和封闭这些沟缝，好似一层防护罩，起到保护层的作用，避免细菌及食物残渣的侵袭。因此建议6~8岁儿童应用窝沟封闭预防"六龄牙"龋病。

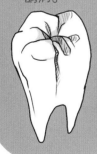

四十一、
注意防治青少年牙龈炎

激素引起牙龈变化

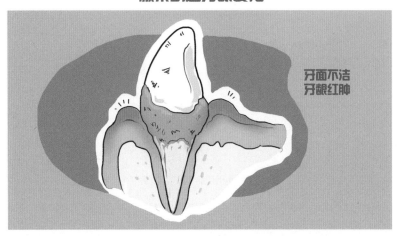

牙面不洁
牙龈红肿

积极防治牙龈炎

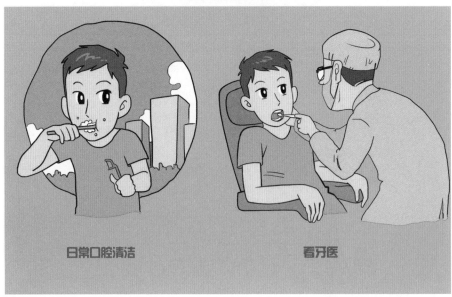

日常口腔清洁　　　　　　　看牙医

1. 激素引起牙龈变化

　　由于青少年在青春期，激素水平发生了变化，同时牙面清洁不到位，牙菌斑堆积，牙龈组织对细菌的反应性增强，就会发生青少年牙龈炎。表现为刷牙和咬硬物时牙龈出血、牙龈肿胀、口腔异味等。

2. 清除牙菌斑，防治青少年牙龈炎

　　预防和治疗青少年牙龈炎最有效的方法是有效刷牙，清除牙菌斑。在出现牙龈出血后，因惧怕出血而减少刷牙或不刷牙是不正确的。刷牙时可在出血部位稍微多放些牙膏，轻柔地反复多刷几次，并结合使用牙线清除牙间隙处的牙菌斑。如果上述方法仍不能奏效，或有牙石无法清洁，应到具备执业资质的医疗机构就诊。

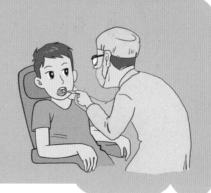

四十二、
牙齿排列不齐应及时诊治

"丑小鸭阶段" 存在正常间隙

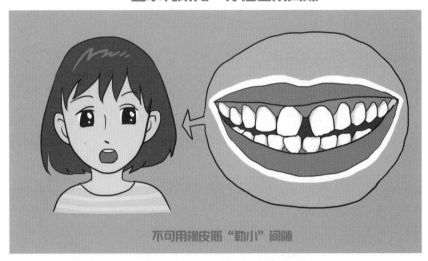

不可用橡皮筋 "勒小" 间隙

牙列不齐应在适宜年龄矫正

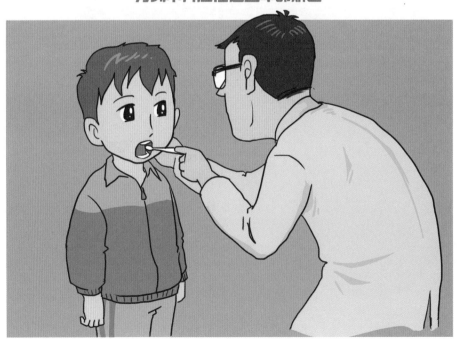

1."丑小鸭阶段"存在正常间隙

6~7岁的学龄儿童，前牙刚萌出，两颗前牙的间隙较大，这个时期我们称为"丑小鸭阶段"。正常情况下前牙的间隙会随着其他前牙的萌出自动消失。如间隙过大或不能自动关闭，应到医院检查，看是否有异常情况而导致间隙过大。家长千万不可简单地用橡皮筋"勒小"关闭间隙。

2.牙列不齐应在适宜年龄矫正

如果在替牙期存在牙齿排列不齐等咬合畸形，应尽早去医院进行检查咨询，并在医生的建议下，在合适的时间进行早期干预矫治，达到良好的治疗效果。需要提醒的是，接受矫治治疗的儿童每餐后均应刷牙以清除菌斑和滞留的食物残屑。

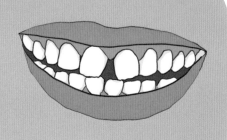

老 年 篇

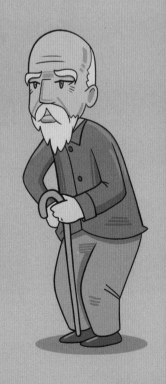

四十三、幸福的晚年需要健康的牙齿

外观

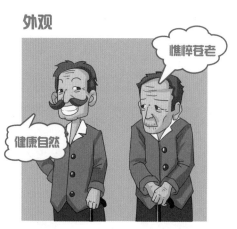

食欲

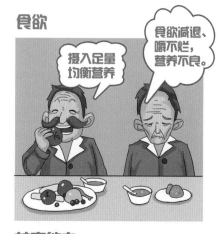

语音

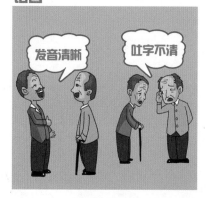

社交能力

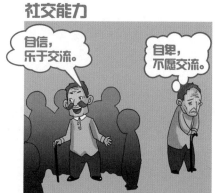

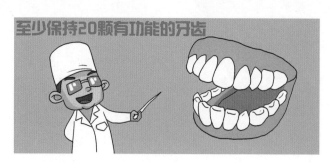

1. 牙齿缺失影响外观

口腔疾病导致的牙齿缺失，会使老年人面容憔悴苍老。而良好的口腔健康状况可使老人外观健康自然。

2. 口腔疾病影响食欲

良好的口腔健康对老年人摄入足量、均衡的营养，促进老年人的全身健康至关重要。由于口腔疾病导致食欲缺乏，咀嚼能力下降，容易发生营养素摄入不均衡，造成营养不良。

3. 牙齿缺失影响语音

牙齿缺失会影响老年人发音，导致其吐字不清。

4. 口腔疾病影响老年人社交能力

拥有健康的牙齿使老年人自信并乐于交流，颌面部的退行性变化及牙齿缺失会严重影响社会交往能力，使老人不愿与人交流。

5. 至少保持20颗有功能的牙齿

拥有较为完整的牙列，至少保持 20 颗有功能的牙齿，是幸福晚年的重要保证。

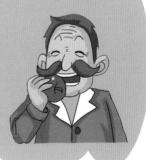

四十四、
人老不掉牙，有牙就要坚持刷

人老掉牙不是必然规律

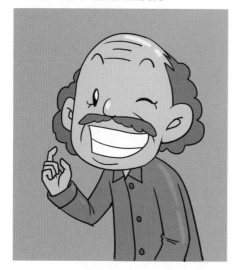

口腔内存留牙也需要注意清洁

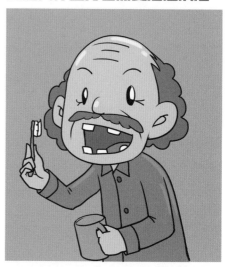

养成良好的口腔卫生习惯，可以终身拥有健康的牙齿

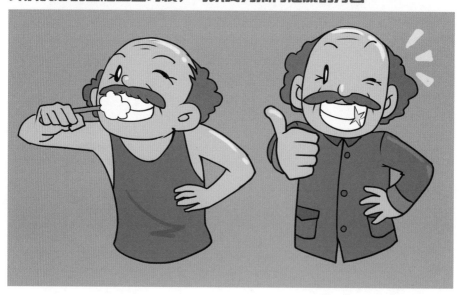

1. 人老掉牙不是必然规律

　　大多数老年人掉牙是由于长期患有龋病、牙周疾病等口腔疾病。注意口腔健康，定期检查，早期治疗，就可以在晚年时保留较多牙齿，维持正常口腔功能。

2. 口腔内存留牙也需要注意清洁

　　口腔内存留的牙齿应按照科学方法坚持刷牙，注意清洁口腔。避免存留牙的龋病及牙周疾病，如有疾病应及时治疗，避免丧失更多牙齿。健康的存留牙齿，可以为修复医生提供更多方案，患者也可有更多的选择，采用最为合适的修复方法，获得最佳修复效果。

3. 养成良好的口腔卫生习惯，可以终身拥有健康的牙齿

　　老年人只要积极预防和控制口腔疾病，掌握科学的口腔保健方法，形成良好的口腔卫生习惯，就可以终身拥有一副健康的牙齿。

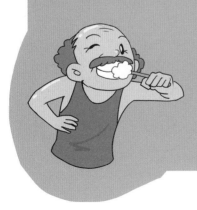

四十五、
积极防治牙根面龋

根面龋

早晚刷牙、饭后漱口，保持口腔清洁

合理膳食，增加牙齿抗龋能力

使用含氟牙膏，预防龋齿

定期检查，及时治疗

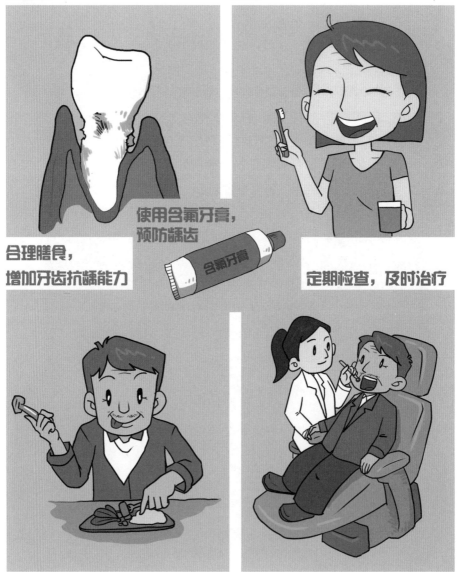

1. 老年人多发根面龋

根面龋是指发生在牙齿牙冠和牙根交界部位的龋，颜色以黑褐色为主，大多为浅盘状。老年人由于牙龈逐渐萎缩，牙根暴露，牙根表面没有釉质覆盖，硬度较低，容易发生龋坏，即根面龋。根面龋是老年人的口腔常见病和多发病。对于根面龋，预防是关键。

2. 预防根面龋需要做到以下几点

（1）早晚刷牙、饭后漱口，保持口腔清洁

保证口腔清洁，尤其须注意清除牙根周围的食物残渣和菌斑，用正确的方法坚持早晚刷牙；饭后漱口，可采用饮用水、盐水或漱口液等。

（2）使用含氟牙膏，预防龋齿

使用含氟牙膏等局部用氟方法保护暴露的牙根。

（3）合理膳食，增加牙齿抗龋能力

适当控制各种甜食摄入频率，多吃新鲜蔬菜水果，安排合理膳食，保证营养的摄取，增加牙齿抗龋能力。不吸烟。

（4）定期检查，及时治疗

定期检查，如出现根面龋应及时治疗。

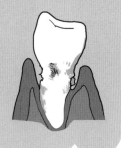

四十六、
食物嵌塞应及时到医院诊治

食物嵌塞

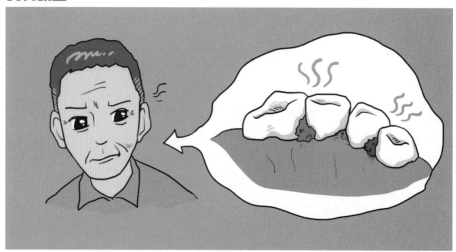

"塞牙"应及时正确处理，必要时就医

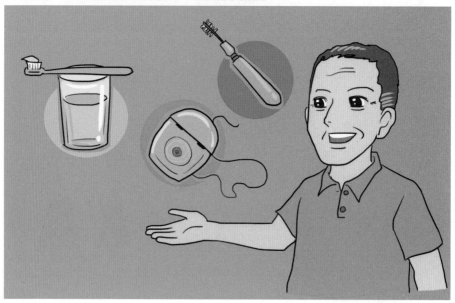

1."塞牙"的原因

食物嵌塞，俗称"塞牙"，是老年人最常见的口腔不适之一，其原因有：长期咀嚼磨耗使得牙齿牙冠发生明显磨损，牙齿形态发生变化；随着年龄增长，牙龈乳头萎缩导致牙齿之间出现缝隙；缺牙后邻牙倾斜，牙列拥挤或稀疏，邻面龋洞充填未能恰当恢复接触区等。这样，在咀嚼过程中，食物就会从水平或垂直方向挤入牙间缝隙，造成塞牙。塞牙如果没有及时解决，会造成牙龈的炎症，食物腐败还会产生口臭。

2."塞牙"应及时正确处理

塞牙时，可以通过刷牙、漱口，或使用牙线进行清理，牙缝比较大的可以使用牙间刷。避免用粗糙牙签剔牙。反复塞牙者应到医院进行对因治疗。

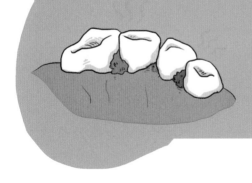

四十七、牙本质敏感应及时到医院诊治

牙敏感俗称"倒牙"

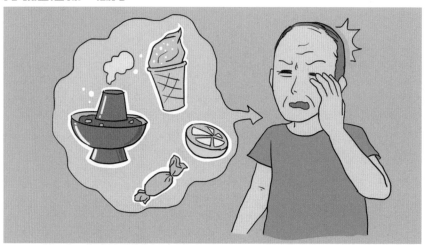

牙本质敏感的防治建议

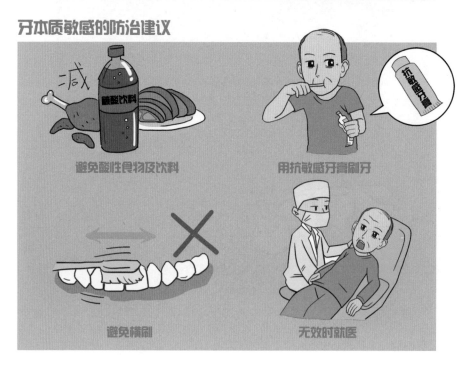

避免酸性食物及饮料

用抗敏感牙膏刷牙

避免横刷

无效时就医

1."倒牙"的原因

牙本质敏感,俗称"倒牙",主要是指对冷、热、酸、甜等化学刺激或机械刺激产生的短暂而尖锐的疼痛。其主要原因是由于使用刷毛过硬的牙刷、刷牙用力过大、刷牙方法不正确(如横刷)造成牙颈部釉质缺损,或长期咀嚼过硬食物、夜磨牙导致牙齿磨耗,或牙龈萎缩造成牙本质暴露。

2. 牙本质敏感的防治建议

(1)减少酸性食物和饮料的摄入,进食酸性食物和饮料后不要即刻刷牙。

(2)选择软毛牙刷,采用正确的刷牙方法,避免刷牙时用力过大。

(3)选用抗敏感牙膏。

(4)如果采用上述方法1~2月后无明显效果,应及时就医,请专业人员诊治。

四十八、
每天清洁可摘义齿（活动假牙）

不洁义齿造成存留牙龋齿

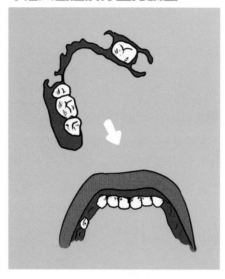

不洁义齿导致存留牙牙周炎

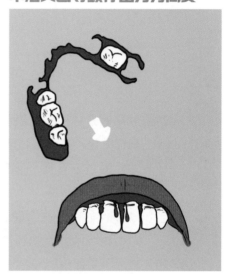

不洁义齿引起口臭

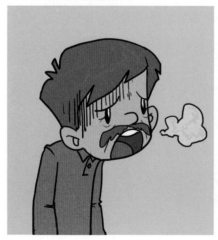

每天清洁义齿

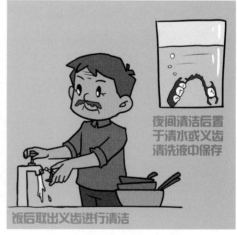

夜间清洁后置
于清水或义齿
清洗液中保存

饭后取出义齿进行清洁

1. 不洁义齿造成存留牙龋齿、牙周炎、口臭

　　活动假牙大多是由医用塑料制成，硬度较低，在经年累月的佩戴之后，表面会出现不易观察到的划痕和凹坑，加上口腔温暖湿润的环境，会有食物残渣不断地附着，活动义齿易变成一个良好的细菌繁殖场所。如果不及时清除这些细菌，会造成存留牙（主要是所戴义齿周围的牙齿）的龋病、牙周炎，同时一些细菌将食物进行分解之后会产生带有不愉快味道的气体，引起口臭。

2. 每天清洁义齿

　　配戴活动假牙的老年人，应在每次饭后取出假牙用软毛牙刷刷洗干净，夜间不佩戴义齿时将其清洗后放置清水中保存，最好使用义齿清洁片辅助清洁。活动假牙应每天摘、刷、泡。对待活动假牙的清洁应像对待自己的牙齿一样，认真仔细。

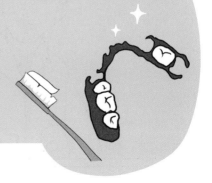

四十九、 关注口腔黏膜变化，发现异常应及时诊治

老年是口腔黏膜疾病高发的年龄

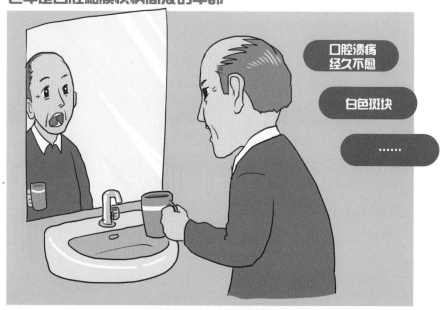

发现以上问题，应积极预防，及时就诊

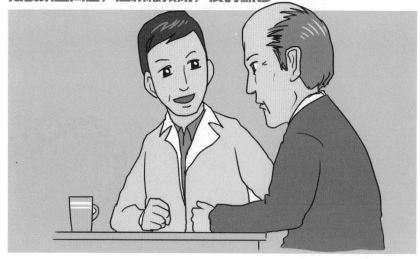

1. 老年是口腔黏膜疾病高发的年龄

老年人由于自身器官组织老化，因此更容易罹患口腔黏膜病。如果口腔黏膜长期受到不良刺激或有烟酒不良嗜好，容易发生口腔白斑甚至口腔癌。

2. 积极预防及时就诊

老年人应该注意关注口腔黏膜变化，发现口腔内有两周以上没有愈合的溃疡，口腔黏膜有硬结、白色或红色斑块及出现牙痛、牙龈出血等不适症状后，要及时就医。老年人应早期预防口腔黏膜病变，消除不良刺激和戒除烟酒嗜好，一旦出现疾病症状要及时就诊，做到早发现、早诊断、早治疗。

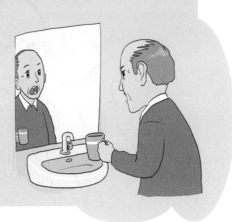

五十、
叩齿可以增进牙周健康

叩齿是传统中医口腔保健方法

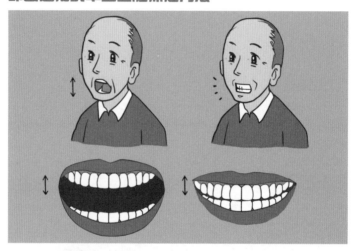

每天叩齿1~2次，每次叩齿36下，力量较轻
仅震动牙根周围组织。

牙周病、牙体病患者不宜叩齿

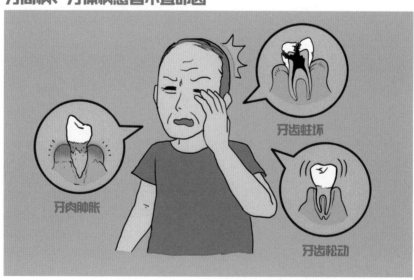

1. 叩齿是传统中医口腔保健方法

　　叩齿，即空口咬牙，是中医学口腔保健方法，对于健康的无牙周疾病的牙齿，每天叩齿 1~2 次，每次叩齿 36 下，力量较轻，仅震动牙根周围的组织，可以促进牙周血液循环、增进牙周组织健康，长期坚持可固齿强身。

2. 牙周病、牙体病患者不宜叩齿

　　牙周病患者牙齿松动、咬合错乱，叩齿往往会造成牙周组织创伤，不宜作叩齿保健。龋病、牙髓炎等牙体病患者叩齿容易引起患牙疼痛加重，可在行牙体牙髓治疗后再做叩齿保健。

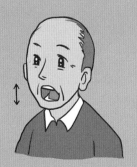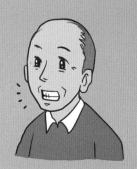

五十一、
每半年去医疗机构做一次口腔健康检查，每年至少洁牙一次

老年人口腔解剖生理的特殊性

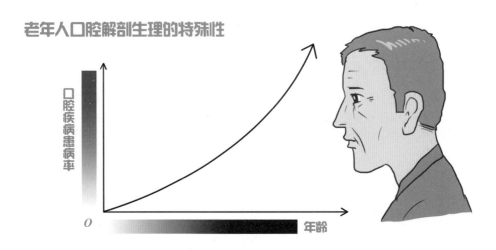

定期检查，积极预防

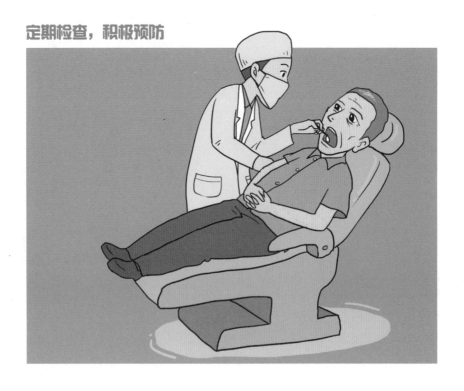

1. 老年人口腔解剖生理的特殊性

随着年龄增长，口腔组织发生变化，因此老年人口腔疾病发展变化速度快，口腔自我修复能力减弱，口腔疾病患病率高。

2. 定期检查，积极预防

老年人应至少每半年进行一次口腔健康检查，发现问题，及时处理。每年至少洁牙一次。同时应对老年人进行健康宣教，指导老年人正确刷牙、漱口、剔牙、护理假牙，纠正不良卫生习惯和生活方式，给予合理的营养膳食建议。

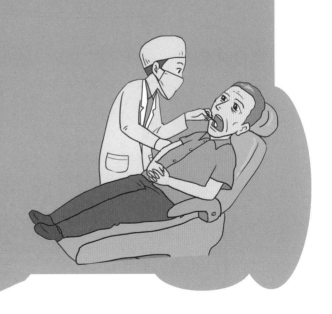

五十二、
根据医生建议拔除残根残冠

残根残冠可引起全身疾病

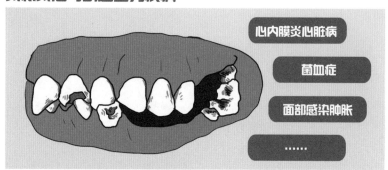

心内膜炎心脏病

菌血症

面部感染肿胀

·······

及时拔除无保留价值的牙齿

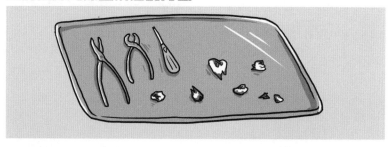

及时修复

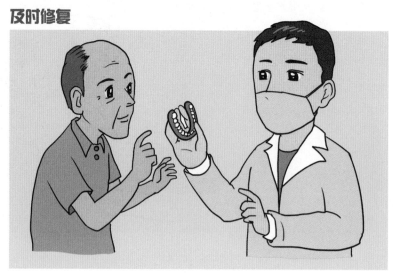

1. 残根残冠可引起全身疾病

由于龋坏、外伤、磨损等原因导致的牙冠部分或全部缺失，我们称之为残根或残冠。很多老年人由于自己口腔内的牙齿所剩无几，不舍得拔除这些无用的残根残冠，殊不知它们是感染的病灶，严重的可能会引起全身性疾病。

2. 及时拔除无保留价值的牙齿

老年人应该及时拔除没有治疗价值的残根或残冠。此外，很松动、无功能的牙齿也需要尽早拔除。

3. 及时修复缺牙

牙齿缺失后，不仅影响进食，而且可能对剩余牙齿产生不利影响，因此牙齿缺失或拔牙3个月后，要及时镶牙，保持口腔牙列的完整，恢复口腔的基本功能。

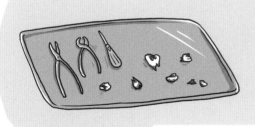

残疾人篇

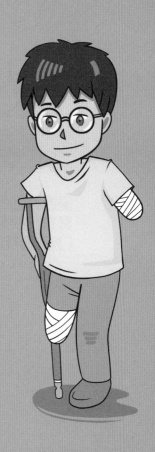

五十三、
残疾人更应注意口腔健康

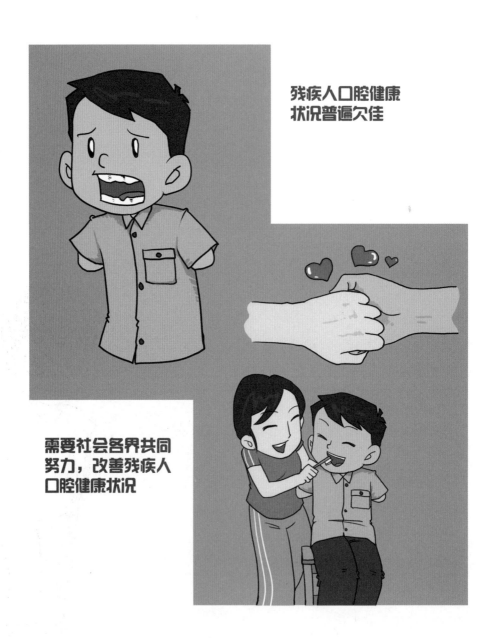

残疾人口腔健康
状况普遍欠佳

需要社会各界共同
努力，改善残疾人
口腔健康状况

1. 残疾人口腔健康状况普遍欠佳

　　残疾人是指在心理和生理上，某种组织、功能丧失或者不正常，全部或者部分丧失以正常方式从事某种活动能力的人。残疾人通常无法顺利进行基本日常生活，丧失了部分或全部的口腔自我保健能力，因此大多口腔卫生情况较差，口腔健康状况普遍欠佳。残疾人的患龋率和牙周病患病率都明显高于正常人。

2. 需要社会各界的共同努力，改善残疾人口腔健康状况

　　保持口腔健康也是残疾人的基本健康需求之一，不应被忽视。因此，需要给予这部分人群更多的关注。残疾人的口腔健康需要医务人员、残疾人及其家属和陪护人员的共同努力，主动积极采取预防措施，有计划地进行日常保健工作，降低口腔疾病发病率，提高残疾人的生活质量。

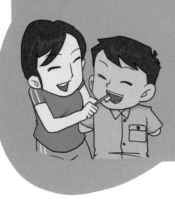

五十四、
应给予残疾人必要的口腔卫生指导和帮助

在亲属或护理人员帮助下完成
日常口腔保健并坚持刷牙

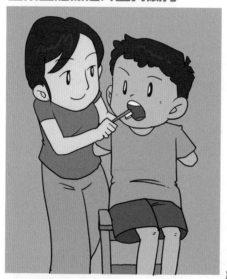

推荐使用含氟牙膏刷牙

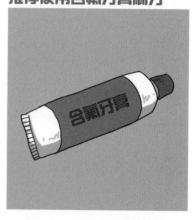

限制高糖分饮食

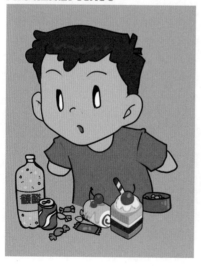

每半年进行一次口腔健康检查

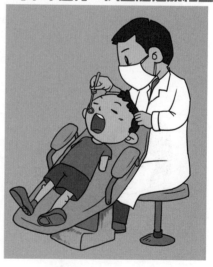

1. 在亲属或护理人员的帮助下完成日常口腔保健并坚持刷牙

对于有生活自理能力的残疾人，应该对其进行口腔健康教育，培养良好的口腔卫生习惯；对于缺乏生活自理能力的残疾人，则需要在亲属或护理人员的帮助下完成日常口腔健康保健。坚持刷牙是最基本的口腔保健方式，选择正确的方法和工具可以有效去除牙菌斑，减少口腔疾病的发生。帮助残疾人养成每天刷牙的习惯是一个长期过程，需要陪护人员有足够的时间和耐心。

2. 推荐使用含氟牙膏刷牙

推荐每天使用含氟牙膏刷牙，有条件的人员，可以定期在专业医师指导下局部应用氟化物防龋。

3. 限制高糖饮食

糖是造成龋齿的重要因素，限制高糖饮食也是必要的预防措施。

4. 每半年进行一次口腔健康检查

建议每半年由专业口腔医师进行一次口腔健康检查，以便及时发现早期病变并采取治疗措施。

五十五、
残疾人可选择适宜的口腔清洁用品

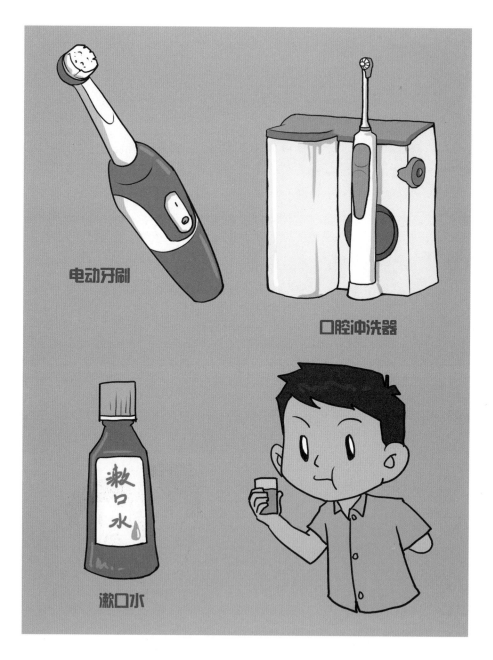

电动牙刷

口腔冲洗器

漱口水

残疾人所需要的口腔卫生用品和正常人基本相同，也可以根据需要选择合适的器械和辅助口腔保健用品帮助维护口腔卫生

1. 可选用电动牙刷

　　电动牙刷通过快速旋转，使刷头产生高频振动，瞬间将牙膏分解成细微泡沫，深入清洁牙缝；同时，刷毛的颤动能促进口腔的血液循环，可起到按摩牙龈的作用。它可以彻底清除牙菌斑。使用一般牙刷有困难的残疾人推荐使用电动牙刷。

2. 使用口腔冲洗器辅助清洁口腔

　　水冲装置是残疾人日常清洁口腔的一种辅助装置，它可由水流的作用把停滞于口腔内的食物碎屑冲走，有效辅助清洁口腔。

3. 使用漱口水辅助清洁口腔

　　漱口水能清除口内食物残渣和部分软垢，清除口内异味。加入一定药物后，可帮助减少口腔致病微生物的数量，抑制细菌繁殖生长。

附 录

《中国居民口腔健康指南》
（卫生部办公厅2009年印发）

口腔是人体的重要组成部分，是消化系统的起端，主要由唇、颊、舌、腭、涎腺、牙和颌骨等所组成，具有咀嚼、吞咽、言语和感觉等功能，并维持着颌面部的正常形态。人的一生中有两副牙齿，一副是乳牙，有20颗，一副是恒牙，为28~32颗。

很多因素可干扰口腔健康，妨碍其行使正常功能，使人的外貌形象和社会交往受到影响，此外，口腔疾病还可直接或间接影响全身健康，影响生命质量。为了推动我国居民重视口腔健康、普及口腔保健知识、改善口腔保健行为、提高口腔健康水平，特制定《中国居民口腔健康指南》（以下简称《指南》）。《指南》共55条，分普通人群篇、孕产妇篇、婴幼儿篇、学龄前儿童篇、学龄儿童篇、老年篇、残疾人篇，供相关人群使用。

普通人群篇

一、口腔健康是全身健康的基础

口腔健康是全身健康的重要组成部分，2007年世界卫生组织提出口腔疾病是一个严重的公共卫生问题，需要积极防治。口腔健康包括："无口腔颌面部慢性疼痛、口咽癌、口腔溃疡、先天性缺陷如唇腭裂、牙周（牙龈）疾病、龋病、牙齿丧失以及影响口腔的其他疾病和功能紊乱。"

口腔健康直接或间接影响全身健康。口腔疾病如龋病、牙周疾病等会破坏牙齿硬组织和牙齿周围支持组织，除影响咀嚼、言语、美观等功能外，还会引起社会交往困难和心理障碍。有些微生物长期存在于口腔中，可导致或加剧某些全身疾病如冠心病、糖尿病等，危害全身健康，影响生命质量。

全身疾病对口腔健康的影响也不容忽视，一些全身疾病可能在口腔出现相应的表征。例如糖尿病患者抗感染能力下降，常伴发牙周炎、拔牙伤口难以愈合。艾滋病患者早期出现口腔病损，如口腔念珠菌病、毛状白斑、卡波济肉瘤等。

二、龋病和牙周疾病是危害我国居民口腔健康的两种最常见的疾病

全国口腔健康流行病学调查显示，龋病（俗称虫牙或蛀牙）和牙周疾病（包括牙龈炎和牙周炎）是危害我国居民口腔健康的两种最常见的疾病，治疗起来比较复杂，花费时间和经费也比较多。

龋坏的牙齿硬组织发生颜色、形态和质地的改变，是由于口腔里的某些细菌，利用食物中的糖发酵产酸而逐渐产生的。龋坏早期一般没有疼痛不适的感觉，只有在医生检查时才可发现牙面上有黑点或白斑；进一步发展就可形成龋洞，遇酸、甜、冷、热等刺激时会感到疼痛不适；严重时由冷、热刺激引起的疼痛十分明显；如果得不到及时治疗，最后牙体破坏变成残根、残冠，甚至导致牙齿丧失，造成严重的咀嚼困难，影响身体健康。

牙周疾病是发生在牙齿周围支持组织（牙骨质、牙槽骨、牙龈、牙周膜）的各种疾病。首先是牙龈红肿、触碰时容易出血，如果得不到及时治疗，会出现牙龈萎缩、牙槽骨吸收、牙周袋形成、牙齿松动与移位，有时还会引起牙周溢脓、口腔异味，最后使牙齿脱落或拔除。所以牙周疾病是引起成年人牙齿丧失的主要原因。

上述两大口腔疾病主要是由牙菌斑引起的。因此，通过自我口腔保健和专业口腔保健清除牙菌斑是维护口腔健康的基础。

三、早晚刷牙、饭后漱口

刷牙能去除牙菌斑、软垢和食物残渣，保持口腔卫生，维护牙齿和牙周组织健康。刷牙清除牙菌斑数小时后，菌斑可以在清洁的牙面上重新附着，不断形成，特别是夜间入睡后，唾液分泌减少，口腔自洁作用差，细菌更容易生长。因此，每天至少要刷牙两次，晚上睡前刷牙更重要。刷牙的同时结合用舌刷清洁舌背部能明显改善口腔异味。饭后漱口可去除口腔内的食物残渣，保持口腔清洁。咀嚼无糖口香糖也可以刺激唾液分泌，降低口腔酸度，有助于口气清新，牙齿清洁。

四、做到一人刷一口杯

在同一个家庭里，每个人的年龄不同，身体健康状况不一样，口腔健康状况也各不相同，因而有着不同的口腔保健需求。应该根据各人的不同情况，选用适合各人需要的牙刷和牙膏。若一家人共用一把牙刷和一个漱口杯，可能会引起疾病的相互传播。因此，必须做到一个人一把牙刷和一个口杯，每人分开放置，以避免交互感染。

五、正确选择和使用漱口液

清水漱口可清除口腔内的食物残渣，但其清除力量微弱，不足以去除牙菌斑。目前市售的一些漱口液添加了某些抗菌消炎物质，有一定的辅助控制牙菌斑、维护口腔健康的作用。如含氟漱口液是一种局部用氟预防龋病的方法，适合在低氟区、适氟区的学校和家庭中使用；洗必泰漱口液能杀灭唾液中和吸附到牙面上的细菌，适于牙周病患者使用；以香精油为主要活性成分的漱口液，有广谱灭菌作用，适合每天使用。还有的漱口液可在患有口炎、唇炎时含漱，起到预防感染、促进伤口愈合的作用。

六、提倡用水平颤动拂刷法刷牙

水平颤动拂刷法是一种能有效清除龈沟内牙菌斑的刷牙方法。拂刷就是轻轻地擦过，掌握这种刷牙方法，能够帮助清除各个牙面的牙菌斑，同时能有效地去除牙颈部及龈沟内的牙菌斑。具体操作要领为：①手持牙刷刷柄，先将刷头放置于口腔内一侧的后牙牙颈部，刷毛与牙长轴大约呈45°角，刷毛指向牙根方向（上颌牙向上，下颌牙向下），轻微加压，使刷毛部分进入牙龈沟内，部分置于牙龈上；②以2~3颗牙为一组开始刷牙，用短距离水平颤动的往返动作在同一个部位至少刷10次，然后将牙刷向牙冠方向转动，继续拂刷牙齿的唇（颊）舌（腭）面；③刷完第一个部位之后，将牙刷移至下一组2~3颗牙的位置重新放置，注意与第一个部位保持有重叠的区域，继续进行下一个部位的刷牙；④刷上前牙舌面时，将刷头竖放在牙面上，使前部刷毛接触龈缘，自上而下拂刷。刷下前牙舌面时，自下而上拂刷；⑤刷咬合面时，刷毛指向咬合面，稍用力作前后短距离来回刷。

七、提倡使用保健牙刷，注意及时更换

保健牙刷具有以下特点：①刷头小，以便在口腔内（特别是口腔后部）转动自如；②刷毛排列合理，一般为 10~12 束长，3~4 束宽，各束之间有一定间距，既有利于有效清除牙菌斑，又使牙刷本身容易清洗；③刷毛较软，刷毛长度适当，刷毛顶端磨圆钝，避免牙刷对牙齿和牙龈的损伤；④牙刷柄长度、宽度适中，并具有防滑设计，使握持方便、感觉舒适。刷牙后，牙刷毛间往往粘有食物残渣和细菌，可能导致疾病的传播。刷牙后应用清水冲洗牙刷，并将刷毛上的水分甩干，刷头向上放在口杯中置于通风处。为防止牙刷藏匿细菌，一般应每 3 个月左右更换一把牙刷。若刷毛发生弯曲或倒伏，会对口腔的软硬组织造成损伤，则需立即更换。

八、提倡选择牙线或牙间刷辅助清洁牙间隙

牙齿与牙齿之间的间隙称为邻间隙或牙间隙，牙间隙最容易滞留菌斑和软垢。刷牙时牙刷刷毛不能完全伸及牙间隙，如果在每天刷牙的同时，能够配合使用牙线或牙间刷等帮助清洁牙间隙，可以达到彻底清洁牙齿的目的。

牙线是用尼龙线、丝线或涤纶线制成的，它有助于邻面间隙或牙龈乳头处的清洁，特别对平的或凸的牙面最合适。牙间刷的刷头为金属丝，其四周附带有柔软的刷毛，适用于牙龈退缩和牙根外露的患者清除牙间隙处的牙面和根面的牙菌斑。使用时应注意，若龈乳头无退缩、插入有困难时，不要勉强进入，以免损伤牙龈。

九、根据口腔健康需要选择牙膏，提倡使用含氟牙膏预防龋病

提倡使用含氟牙膏预防龋病。牙膏是辅助刷牙的一种制剂，可增强刷牙的摩擦力，帮助去除食物残屑、软垢和牙菌斑，有助于消除或减轻口腔异味,使口气清新。成人每次刷牙只需用大约 1g（长度约 1cm）的膏体即可。如果在牙膏膏体中加入其他有效成分，如氟化物、抗菌药物、控制牙石和抗敏感的化学物质，则分别具有防龋、减少牙菌斑、抑制牙石形成和抗牙齿敏感的作用。

含氟牙膏有明显的防龋效果，其在世界范围的广泛应用是龋病发病率

大幅度下降的主要原因之一。使用含氟牙膏刷牙是安全、有效的防龋措施，特别适合于有患龋倾向的儿童和老年人使用。但应该注意的是：牙膏不是药，只能预防口腔疾病，不能治疗口腔疾病，有了口腔疾病还是应该及时就医治疗。

十、科学用氟有利于牙齿和全身健康

氟是人体健康所必需的一种微量元素，摄入适量的氟化物可以减少牙齿的溶解度和促进牙齿的再矿化、抑制口腔微生物生长，预防龋病的发生。氟化物的应用可以分为全身应用和局部应用。全身应用包括：饮水氟化、食盐氟化、牛奶氟化、氟片、氟滴剂。局部应用包括：含氟牙膏、含氟漱口液、局部涂氟、含氟涂料、含氟泡沫、含氟凝胶等。但是人体摄入过量氟也可以导致一些不良反应，因此氟化物的推广应用，适合于在低氟地区、适氟地区以及在龋病高发地区的高危人群中进行。

十一、科学吃糖，少喝碳酸饮料

糖是人类的主要营养要素之一，是人体能量的主要来源，是许多食品及饮料的调味剂，同时也是公认的一种引起龋病发生的危险因素。容易引起龋病的主要是蔗糖，其次为葡萄糖、淀粉等。如果经常摄入过多的含糖甜食或饮用过多的碳酸饮料，会导致牙齿脱矿，引发龋病或产生牙齿敏感。

因此，提倡科学吃糖非常重要。吃糖次数越多，牙齿受损机会越大，所以，应尽量减少每天吃糖的次数；少喝碳酸饮料，进食后用清水或茶水漱口，晚上睡前刷牙后不能再进食。

十二、吸烟有害口腔健康

吸烟是引起口腔癌的主要危险因素，90%以上的口腔癌患者是吸烟者。吸烟还是牙周病的主要危险因素之一，吸烟者患牙周病的概率较不吸烟者高出5倍。孕妇吸烟或被动吸烟，可以引起胎儿口腔颌面部畸形。吸烟者牙齿表面常常出现褐色烟斑和牙石，引发口腔异味，影响个人外观形象和社会交往。

十三、每年至少进行一次口腔健康检查

龋病和牙周病等口腔疾病常是缓慢发生的。早期多无明显症状，一般常不易察觉，等到出现疼痛等不适症状时可能已经到了疾病的中晚期，治疗起来很复杂，患者也会遭受更大的痛苦，花费更多的费用，治疗效果还不一定十分满意。因此，定期进行口腔健康检查，每年至少一次，能及时发现口腔疾病，早期治疗。医生还会根据情况需要，采取适当的预防措施，预防口腔疾病的发生和控制口腔疾病的发展。

十四、提倡每年洁牙（洗牙）一次

牙菌斑、食物残渣、软垢在牙面上附着沉积，与唾液中的矿物质结合，逐渐钙化形成牙石。牙石表面粗糙，对牙龈造成不良刺激，又有利于新的牙菌斑黏附，是引起牙周疾病的一种促进因素。自我口腔保健方法只能清除牙菌斑，不能去除牙石。因此需定期到医院由口腔科医生进行洁牙，最好每年一次。洁牙是由口腔医生使用洁牙器械，清除龈缘周围龈上和龈下部位沉积的牙石以及牙菌斑。洁牙过程中可能会有轻微的出血，洁牙之后也可能会出现短暂的牙齿敏感，但一般不会伤及牙龈和牙齿，更不会造成牙缝稀疏和牙齿松动。定期洁牙能够保持牙齿坚固和牙周健康。

十五、口腔出现不适、疼痛、牙龈出血、异味等症状应及时就诊

口腔疾病可表现为疼痛或不适的症状。如龋病常表现为遇冷热刺激不适、咬物不适或疼痛；牙髓炎会发生剧烈的自发痛、夜间痛；牙龈炎早期会在刷牙或咬硬物时出现牙龈出血；口腔溃疡伴有患处触碰引发疼痛的感觉；敏感的牙齿在遇到冷、热、酸、甜等刺激时，出现短暂而尖锐的疼痛。口臭80%~90%是由口腔疾病所致，主要是由于口腔内的厌氧菌通过腐败消化口腔内的滞留物质产生挥发性硫化物导致。发生以上情况应尽快去具备执业资质的口腔医疗机构诊治。

十六、及时修复缺失牙齿

牙齿具有咀嚼食物、辅助发音和维持面容形态的功能。牙齿缺失易发生咀嚼困难、食物嵌塞、颌牙伸长、邻牙倾斜等。前牙缺失还会导致发音

不准、面部形态发生变化，全口牙丧失后，咀嚼十分困难，面容明显苍老。因此，不论失牙多少，都应及时进行义齿修复。修复一般在拔牙 2~3 个月后进行。修复前应治疗余留牙的疾病，必要时对牙槽骨和软组织进行修整，保证修复质量。缺失牙的修复目前主要有活动修复和固定修复(包括固定桥、种植义齿)。具体选择何种修复方法应依据患者的口腔条件和主观要求而定。

十七、选择具备执业资质的医疗机构进行口腔保健和治疗

进行口腔保健和治疗，一定要选择具备执业资质的口腔医疗机构，才能保证好的医疗质量和严格的感染控制。所谓具备执业资质的口腔医疗机构，是指根据《医疗机构管理条例》及《医疗机构管理条例细则》规定，经登记取得《医疗机构执业许可证》的口腔诊所、门诊部、综合医院口腔科以及口腔医院。

在口腔诊疗工作过程中，患者的血液、唾液污染的诊疗器械等均是造成交叉感染的危险因素。具备执业资质的医疗机构具有一套完善的感染控制的管理制度、措施和消毒灭菌设备，确保一人一手机一消毒，可彻底杜绝治疗过程中的交叉感染。而且具备执业资质的医疗机构的口腔医师应当受过口腔医学专业教育和临床医疗技能训练，取得医师资格并经过执业注册，具备解决患者病痛的能力。

孕产妇篇

十八、孕妇的口腔健康影响胎儿健康

有比较充分的证据表明，孕妇患有牙周病可能会导致婴儿早产或出生时低体重。孕妇钙摄入不足会影响胎儿牙齿发育。因此，孕妇的口腔健康水平、全身健康和营养状况，对胎儿、婴儿的口腔健康与全身健康都会产生影响。

十九、计划怀孕时应接受口腔健康检查，治疗口腔疾病

一旦妇女已经怀孕，那么在怀孕早期和晚期接受复杂口腔治疗，会因为紧张和疼痛等因素，增加胎儿流产或早产的风险。因此，女性在计划怀孕时就应主动接受口腔健康检查，及时发现并处理口腔内的疾病或隐患，避

免在怀孕期间可能因为发生口腔急症而带来的治疗不便和风险。

二十、怀孕 4~6 个月是孕期治疗口腔疾病的最佳时期

怀孕 1~3 个月，口腔治疗一般仅限于处理急症，要避免 X 线照射。怀孕 4~6 个月是孕期治疗口腔疾病的最佳时期，口腔治疗最好在此阶段完成，但也应注意在保护措施下使用 X 线。怀孕 7~9 个月尽可能避免口腔治疗，急症需治疗时，应选择不含肾上腺素等收缩血管的药物进行局部麻醉。

二十一、孕期和产后更应坚持刷牙、漱口

怀孕时，孕妇体内孕激素水平升高，雌激素水平下降，内分泌发生改变，会使牙龈的易感性增强，容易发生妊娠期龈炎，表现为牙龈充血、肿胀等。孕妇和产妇进食次数增多，食物中糖等碳水化合物的含量大，若不注意保持口腔卫生，很容易导致菌斑的堆积，引发口腔疾病。因此，"坐月子不刷牙"的说法是错误的，孕产妇更应保持正常的口腔卫生习惯，如餐后漱口、早晚刷牙等。

婴幼儿篇

二十二、口腔健康是婴幼儿正常生长发育的基础

婴幼儿是人生的起始阶段，此时口腔最大的变化是从无牙到长出牙齿。口腔和颅颌面的正常生长发育和牙齿萌出以及维持其正常功能，对婴幼儿一生的口腔健康和全身健康至关重要。维护婴幼儿期的口腔健康有利于均衡摄入营养，养成良好的饮食习惯，保证全身的正常生长发育。婴幼儿期又是学习语言的关键时期，健康、排列整齐的乳牙是孩子正常发音的生理基础。

二十三、从出生开始，家长应为婴幼儿清洁口腔

婴儿出生之后，家长应每天用软纱布为孩子擦洗口腔，可有效预防口腔白色念珠菌感染（俗称"鹅口疮"）。牙齿萌出后，可用纱布或软毛刷轻轻地为孩子擦洗口腔和牙齿。当多颗牙齿萌出后，家长可用指套刷或软毛刷为孩子每天刷牙 2 次，并确保清洁上下颌所有的牙面，特别是接近牙龈缘的部位。

两岁大的孩子会想自己刷牙，但父母应明白这个年龄孩子手的精细运动能力尚未形成，不能真正刷干净牙齿。因此，家长应帮孩子刷牙，每日至少 2 次。

二十四、不当的喂养会危害婴幼儿口腔健康

母乳是婴幼儿最好的天然食品，相对于人工喂养，母乳喂养时乳牙患龋病的危险性低。喂奶姿势会影响婴幼儿颌面部的生长发育，最好抱着喂。奶瓶是人工喂养的器具，奶瓶放置过高或过低都可能会造成牙颌畸形。奶瓶喂养时应选用合适的奶嘴，避免孔洞太大，奶液不需吸吮就流出，使婴幼儿咀嚼肌得不到应有的锻炼，不利于口颌的正常发育。

乳牙萌出之后，不要让幼儿长时间含着装有甜奶或甜饮料的奶瓶，尤其不能含奶瓶睡觉，否则会造成婴幼儿龋。1 岁后应尽量减少使用奶瓶，且奶瓶内只能装白水和无糖奶，用杯子或勺喂含糖液体（如甜奶、果汁、蜂蜜水等）。1 岁半到 2 岁应停止使用奶瓶，因为长期用奶瓶喂养，除了容易发生龋病外，还可妨碍孩子咀嚼功能的发育。

二十五、莫把病菌口口相传给孩子

唾液是细菌传播的载体。喂养人可以通过把食物嚼碎喂孩子，以及把奶嘴或勺子放到自己口中试温度等方式将口腔中的致病菌传播给孩子。致龋细菌越早传给孩子，孩子越易患龋病。所以看护人应注意喂养卫生，纠正不良的喂养方式，同时关注自身的口腔卫生，避免把致病菌传播给婴幼儿。

二十六、注意喂养器具的消毒

奶瓶等婴幼儿喂养器具必须做到消毒灭菌，否则，宝宝吃奶时会将细菌带入婴儿体内，导致腹泻、呕吐，还可引起"鹅口疮"。需要注意的是，消毒后 24 小时内没有使用的奶瓶，仍需重新消毒，以免滋生细菌。

二十七、婴幼儿从牙萌出开始，应每半年接受一次口腔健康检查和口腔卫生指导

婴幼儿应该在第一颗牙齿萌出后 6 个月内，就由家长带去医院检查牙齿，

请医生帮助判断孩子牙齿萌出情况，并评估其患龋病的风险，提供有针对性的口腔卫生指导，如果发现龋病等口腔疾病应及早诊治。此后应每半年检查一次牙齿。

学龄前儿童篇

二十八、健康完整的乳牙列是恒牙健康的基础

完整健康的乳牙列能够发挥正常的咀嚼功能，可保障恒牙和颌面部骨骼的正常生长发育，有利于孩子准确发音，引导恒牙正常萌出，使儿童获得健康并使用终生的恒牙。

二十九、鼓励儿童多吃纤维性食物，增强咀嚼功能

健康的饮食结构和良好的饮食习惯是口腔健康和全身健康的基础，养成良好的饮食习惯会使儿童受益终生。儿童应注意平衡膳食，做到不挑食，特别是多吃蔬菜和新鲜水果等纤维含量高、营养又丰富的食物，这样，既有利于牙齿的自洁作用、不易患龋病，又有利于口腔颌面的生长发育，促使牙齿排列整齐，增强咀嚼功能。

三十、刷牙后睡前不再进食

由于人在睡眠期间口腔运动少，唾液分泌量低，口腔的自洁作用差，如果刷牙后睡前再进食，易患龋病和牙龈炎。此外，儿童应养成规律饮食的习惯，除每日三餐外，尽量少吃零食。如果吃零食也应有规律，可在两正餐之间加零食。

三十一、儿童学习刷牙，家长应帮助和监督

从 3~4 岁开始，儿童动手能力和四肢协调性明显增强，家长和幼儿园老师可开始教儿童自己用最简单的"画圈法"刷牙，其要领是将刷毛放置在牙面上，轻压使刷毛屈曲，在牙面上画圈，每部位反复画圈 5 次以上，前牙舌侧需将牙刷竖放，牙齿的各个面（包括唇颊侧、舌侧及咬合面）均应刷到。此外，家长还应每日帮孩子刷牙 1 次（最好是晚上），直到上小学，这样才

能保证刷牙的效果。儿童应选用适合自己年龄的儿童牙刷。

三十二、帮助孩子尽早戒除口腔不良习惯

儿童口腔不良习惯有：吮指、咬下唇、吐舌、口呼吸等，应尽早戒除，否则会造成上颌前突、牙弓狭窄、牙列拥挤等口颌畸形。如果 3 岁以上的儿童仍存在上述不良习惯，且不能通过劝导而戒除，应及时到医院诊治，通过适当的矫正方法，帮助其戒除不良习惯。对有口呼吸习惯的孩子，应检查其上呼吸道是否通畅，治疗扁桃体肿大、腺样体肥大、鼻甲肥厚等病症，及时纠正口呼吸。

三十三、提倡学龄前儿童每 6 个月接受一次口腔健康检查

3~6 岁是儿童患龋的高峰期。该阶段牙弓开始发生变化，出现牙间隙，为换牙做准备，但易造成食物嵌塞，引发邻面龋。龋病早期治疗时间短、痛苦小、效果好、花费少。所以提倡学龄前儿童每 6 个月接受一次口腔健康检查。在对儿童进行口腔健康检查的同时，医生应提供有针对性的专业口腔健康指导，增强家长和孩子的口腔健康意识。

三十四、早期矫治前牙"地包天"（前牙反咬𬌗）畸形

上颌骨发育不足和遗传等先天因素是前牙反咬𬌗的病因，不良的喂奶姿势和儿童的不良习惯也可造成前牙反𬌗合。前牙反咬𬌗可限制上颌骨发育，导致下颌过度前伸，造成颜面中部 1/3 凹陷，明显影响面貌，早期矫治可纠正或减轻面貌改变，取得相对好的治疗效果。乳前牙反咬𬌗的最佳矫治时间为 3~4 岁。

三十五、局部用氟预防乳牙龋病

含氟牙膏具有肯定的预防龋病的作用。学龄前儿童一般都会漱口，并把口腔内的异物吐出，故可用儿童含氟牙膏刷牙，但每次用量为豌豆粒大小，并在家长或老师的监督指导下应用，以防误吞。不要给孩子使用成人牙膏。另外，可在医院和幼儿园接受由专业人员实施的牙齿涂氟，预防龋病。

三十六、乳牙龋病应及时治疗

龋病影响儿童口腔和全身健康。龋病最初的表现是牙齿局部变色，一般为黑色，有时在上前牙表现为白垩色改变，进而牙齿表面硬组织剥脱，形成龋洞，直至牙齿完全崩解、脱落。龋病可以引起孩子牙痛，牙龈、面部肿胀，甚至高热等全身症状。龋病长期得不到治疗可造成儿童偏侧咀嚼、双侧面部发育不对称，还可影响恒牙的正常发育和萌出。如果没有健康的牙齿，孩子就不愿吃含纤维多的蔬菜和肉食，造成偏食等不良饮食习惯，影响全身正常生长发育。因此，"乳牙总是要换的，坏了不用治"的看法是错误的。

三十七、及时治疗乳牙外伤

乳牙外伤常发生于 2 岁以后的幼儿，多为前牙，一般是由跌倒引起，外伤可能会把牙齿碰松、碰折、碰掉等，乳牙外伤可能会影响以后恒牙的发育和正常萌出，应及时到具备执业资质的医疗机构就诊。

学龄儿童篇

三十八、学龄儿童最大的口腔变化是换牙，发现异常应及时就诊

学龄儿童口腔的最大变化是换牙。在此阶段，孩子的 20 颗乳牙会逐渐换成 28 颗恒牙。牙齿替换是一个生理过程，正常的顺序是乳牙先松动脱落，恒牙再萌出。如果乳牙未掉、恒牙已先萌出，新萌出的恒牙常不能顺利进入牙列，造成恒牙排列不齐，此时应尽早就诊。

三十九、积极防治牙齿外伤

参加体育活动和游戏时，儿童最好穿胶底防滑的旅游鞋、运动鞋。在进行滑板、滑轮等高速度、高风险运动时，应戴头盔、牙托等防护用具，减少牙齿受伤的风险。

牙齿是不可再生的硬组织，如果受伤后出现牙龈出血、牙齿裂纹、折断、松动、移位等，应立即到医院就诊。

如果整个牙齿脱落了，要尽快找到牙齿，用手捏住牙冠部位用凉开水

或自来水冲洗掉牙表面的脏东西，但千万不要刷、刮牙根部，然后将冲洗干净的牙齿放回到牙槽窝中；也可以将牙齿泡在新鲜的冷牛奶、生理盐水或含在口腔内，迅速到医院就诊。牙齿离开口腔的时间越短，再植成功的可能性越大，最好在30分钟内治疗。

四十、用窝沟封闭方法预防"六龄牙"（第一恒磨牙）的窝沟龋

"六龄牙"是萌出时间最早的恒磨牙，其咀嚼功能最强大，也最容易发生龋病，甚至造成过早脱落，所以保护儿童的第一恒磨牙很重要。窝沟封闭是预防恒磨牙窝沟龋的最有效方法。其原理是用高分子材料把牙齿的窝沟填平，使牙面变得光滑易清洁，细菌不易存留，达到预防窝沟龋的作用。需要提醒的是窝沟封闭后还应好好刷牙，在进行定期口腔检查时，如果发现封闭剂脱落应重新封闭。

四十一、注意防治青少年牙龈炎

青少年牙龈炎表现为刷牙和咬硬物时牙龈出血、牙龈肿胀、口腔异味等，其病因与青春期性激素水平变化有关，更主要的是牙菌斑堆积。所以，预防和治疗青少年牙龈炎最有效的方法是有效刷牙清除牙菌斑。在出现牙龈出血后，应更注意刷牙，可在出血部位稍微多放些牙膏，轻柔地反复多刷几次，并结合使用牙线彻底清除该处牙菌斑。上述方法不能奏效时，应到具备执业资质的医疗机构就诊。

四十二、牙齿排列不齐应及时诊治

刚萌出的两颗上前牙之间间隙较大，正常情况下会随着其他前牙的萌出，间隙自动消失。如间隙过大或不能自动关闭，应到医院检查。家长千万不可简单地用橡皮筋"勒小"关闭间隙。儿童通常在12岁左右，乳牙完全替换为恒牙。如果存在牙齿排列不齐等咬合畸形，可在此时期进行矫正，易达到良好的治疗效果。需要提醒的是，接受正畸治疗的儿童每餐后均应刷牙以清除菌斑和滞留的食物残屑，建议选择正畸专用牙刷和牙间刷清洁牙齿。

老年篇

四十三、幸福的晚年需要健康的牙齿

随着年龄增长，人体可出现不同程度的老化，包括器官功能减退、基础代谢降低等，并可能存在不同程度和不同类别的慢性疾病。由于生理、心理和社会经济情况的改变，可能使老年人摄取的食物量减少，同时由于体力活动减少等原因，可能使食欲缺乏。此外，由于消化吸收功能减弱，容易发生营养素摄入不均衡，造成营养不良。因此，维护良好的口腔健康对于老年人摄入足量、均衡的营养，从而促进老年人的全身健康是至关重要的。

此外，老年人颌面部骨骼、咀嚼肌、表情肌、软组织等组织器官也会发生一系列退行性变化，加上因口腔疾病导致的牙齿缺失，将会严重影响口腔咀嚼功能、外观形象、发音和社会交往能力。因此，拥有较为完整的牙列，至少保持 20 颗有功能的牙齿，是幸福晚年的重要保证。

四十四、人老不掉牙，有牙就要坚持刷

人老掉牙不是必然规律，大多数是由于长期患有龋病、牙周病等口腔疾病造成的。只要预防和控制口腔疾病，掌握科学的口腔保健方法，形成良好的口腔卫生习惯，就可以终身拥有一副健康的牙齿。需要特别提醒的是，只要口腔内存留牙齿，就应按照科学的方法坚持刷牙，没牙也要注意清洁口腔。

四十五、积极防治牙根面龋

老年人由于牙龈萎缩，牙根暴露于口腔环境，根面易发生龋坏（称根面龋），是老年人的口腔常见病和多发病。预防根面龋需要做到以下几点：①使用含氟牙膏等局部用氟方法、保健牙刷，用正确的方法早晚刷牙；②饭后漱口，有条件者可使用漱口液漱口；③不吸烟；④适当控制各种甜食摄入频率，多吃新鲜蔬菜与瓜果，安排合理膳食，保证微量元素的摄取，增加牙齿抗龋能力。出现了根面龋应及时治疗。

四十六、食物嵌塞应及时到医院诊治

食物嵌塞，俗称"塞牙"，是老年人最常见的口腔不适之一，其原因主要为长期咀嚼磨耗使得牙齿牙冠发生明显磨损，牙齿形态变得不利于自我清洁；随着年龄增长，原先填满两牙邻面间隙的牙龈乳头萎缩后留下缝隙；缺牙后邻牙倾斜，牙列拥挤或稀疏，邻面龋洞充填未能恢复好接触区等。这样，在咀嚼过程中，食物就会沿水平或垂直方向挤入牙间缝隙，造成塞牙。遇到塞牙情况时，应立即刷牙、漱口或选择使用牙线、牙间刷清理，避免用粗糙牙签剔牙。刷不掉的嵌塞物可用质地较柔软的细牙签轻轻剔出，不可用力过猛过快。反复塞牙者应到医院进行口腔专业治疗。

四十七、牙本质敏感应及时到医院诊治

牙本质敏感，俗称"倒牙"，主要是指对冷、热、酸、甜等刺激产生的短暂而尖锐的疼痛。其主要原因是由于使用刷毛过硬的牙刷、刷牙用力过大、刷牙方法不正确造成牙颈部釉质缺损，或长期咀嚼过硬食物、夜磨牙导致牙齿磨耗，或牙龈萎缩造成牙本质暴露。对于牙本质敏感的防治，建议：①饭后漱口；②减少酸性食物和饮料的摄入；③进食酸性食物和饮料后不要即刻刷牙，一小时后再刷牙；④选择合格的牙刷，采用正确的刷牙方法，避免刷牙时用力过大；⑤使用抗敏感牙膏，如4~8周后无明显效果，应及时就医。

四十八、每天清洁可摘义齿（活动假牙）

戴义齿也要保持清洁卫生，对于配戴活动假牙（可摘义齿）的老年人，应在每次饭后取出活动假牙以软毛牙刷刷洗干净，夜间不戴义齿时应清洗后放置清水中保存，最好使用义齿清洁片帮助清洁。义齿每天摘、刷、泡，晚上做好这一套工作。

四十九、关注口腔黏膜变化，发现异常应及时诊治

老年是口腔黏膜疾病高发的年龄，老年人应该关注口腔黏膜变化，发现口腔内有两周以上没有愈合的溃疡，口腔黏膜有硬结、白色或红色斑块及出现牙痛、牙龈出血等不适症状后，要及时就医。如果口腔黏膜长期受

到不良刺激或有烟酒不良嗜好，容易发生口腔白斑甚至口腔癌。因此，应早期预防，消除不良刺激和戒除烟酒嗜好，一旦出现疾病症状要及时就诊，做到早发现、早诊断、早治疗。

五十、叩齿可以增进牙周健康

叩齿是我国传统的中医口腔保健方法，每天叩齿 1~2 次，每次叩齿 36 下，可以促进牙周血液循环、增进牙周组织健康，长期坚持可固齿强身。如果牙齿松动、咬合错乱，叩齿往往会造成牙周组织创伤，则不宜作叩齿保健。

五十一、每半年去医疗机构做一次口腔健康检查，每年至少洁牙一次

由于老年人口腔解剖生理的特殊性，口腔疾病发展变化速度快，口腔自我修复能力减弱。因此，为老年人提供定期检查、洁治等保健措施对维持口腔健康十分必要。老年人应每半年至少进行一次口腔健康检查，发现问题，及时处理。每年应至少洁牙一次。

五十二、根据医生建议拔除残根残冠

残根（因龋坏、外伤等因素造成的牙冠缺失及部分牙根缺失）、残冠（因龋坏、磨损等因素造成的牙冠的大部分缺失）可成为全身感染的病灶，往往可引起全身性疾病。因此，老年人应该及时拔除没有治疗价值的残根或残冠，此外，很松动、无功能的牙齿也需要拔除。牙齿缺失或拔牙 3 个月后，要及时镶牙，保持口腔牙列的完整，恢复口腔的基本功能。

残疾人篇

五十三、残疾人更应注意口腔健康

口腔健康是残疾人最基本的需求，残疾人往往由于各种生理、智力障碍及多种社会因素影响，使得他们维护口腔卫生效率不高，口腔健康状况欠佳。因此，他们的口腔健康更需要家庭、医疗保健机构、社会的关心与照顾。亲属或护理人员应适时带他们进行口腔健康检查，及时治疗口腔疾病，保持口腔卫生，维护口腔健康。

五十四、应给予残疾人必要的口腔卫生指导和帮助

为了使残疾人能养成良好的口腔卫生习惯，较好地维护口腔健康，口腔专业人员应对残疾人开展口腔卫生指导，亲属或护理人员应给予残疾人必要的帮助。对于有生活自理能力的残疾人，应指导其刷牙；对于缺乏生活自理能力的残疾人，亲属或护理人员应在每餐后帮助其清理口腔，每天帮助其刷牙1~2次。

五十五、可选择适宜的口腔清洁用品

根据残疾的程度和残疾人的配合能力，选择清洁口腔的适宜用品，如电动牙刷、漱口水、冲牙器等。应尽量减少黏性与含糖食物的进食次数。在可能的条件下，最好选用局部用氟方法防龋，如每天使用含氟牙膏，或用氟水含漱，或由专业人员使用含氟泡沫、含氟凝胶等。

后 记

　　6年前，一个偶然的机会，我们开始了用漫画形式进行口腔健康科普宣传的创作尝试。本书从最初的计划到付诸实施，直至最后定稿，期间经历了多次的修改和完善。总之就是三个字：不容易！

　　值此小册付梓之际，感谢科主任冯希平教授的指导和鼓励，感谢上海市口腔病防治院李存荣教授对本书部分内容的审校。感谢科室同事们的大力支持，感谢各位研究生付出的辛勤劳动，感谢我所带教的2008级口腔班全体同学，文中部分文字内容节选自他们在口腔预防科实习时完成的科普文章。感谢薛翔、袁一帆、魏聪等漫画师传神达意的工作为我们的科普作品增色。最后，还要对上海交通大学出版社王华祖老师敬业的态度和专业的编辑工作表示感谢。当然，对于本书的最终出版，需要感谢的人太多太多，由于历时实在太长，可能会有遗漏，还望见谅。

　　口腔疾病的根本在于预防，而不是治疗。一本专业且浅显易懂的口腔医学书籍能为广大群众普及口腔医疗知识，让人们了解口腔医疗知识。本书的编写是一种口腔健康科普教育方式的新尝试，由于编者水平有限，编写过程中难免有诸多疏漏不足甚至错误之处，还请各方专家和读者批评指正，以共同促进我国口腔健康科普教育事业的进步。

编者

2017年12月